ANQUAN SHENGCHAN JIANDU GUANLI BUMEN
ZHIYE JIANKANG XINGZHENG JIANCHA YAODIAN QINGDAN

安全生产监督管理部门 职业健康行政检查要点清单

刘建清 ◎ 主审

刘移民　王　景 ◎ 主编

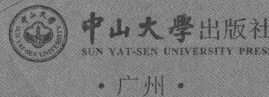

·广州·

版权所有 翻印必究

图书在版编目（CIP）数据

安全生产监督管理部门职业健康行政检查要点清单/刘移民，王景主编. —广州：中山大学出版社，2017.10
ISBN 978 - 7 - 306 - 06208 - 6

Ⅰ.①安… Ⅱ.①刘… ②王… Ⅲ.①职业病—卫生—监测—行政管理—广州 Ⅳ.①R135

中国版本图书馆 CIP 数据核字（2017）第 245472 号

出 版 人：	徐　劲
策划编辑：	鲁佳慧
责任编辑：	鲁佳慧
封面设计：	曾　斌
责任校对：	谢贞静
责任技编：	何雅涛
出版发行：	中山大学出版社
电　　话：	编辑部 020 - 84110771，84113349，84111997，84110779
	发行部 020 - 84111998，84111981，84111160
地　　址：	广州市新港西路 135 号
邮　　编：	510275　传　真：020 - 84036565
网　　址：	http://www.zsup.com.cn　E-mail：zdcbs@mail.sysu.edu.cn
印 刷 者：	佛山市浩文彩色印刷有限公司
规　　格：	889mm×1230mm　1/32　5 印张　120 千字
版次印次：	2017 年 10 月第 1 版　2018 年 7 月第 4 次印刷
定　　价：	20.00 元

如发现本书因印装质量影响阅读，请与出版社发行部联系调换

弘扬法治精神 共创健康中国

本书编委会

主　　审　刘建清
主　　编　刘移民　王　景
副 主 编　郭　晓　曾文锋
编写人员　（按姓氏笔画排序）：
　　　　　　王　致　王　景　方　妤　邓颖聪
　　　　　　刘移民　苏文进　杨　敏　李文晖
　　　　　　陈泳珊　范德群　郭　晓　郭焕桥
　　　　　　黄亮云　彭立波　覃雄志　曾文锋

主编简介

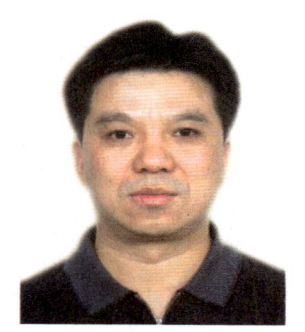

刘移民，1961年出生。教授，主任医师。现任广州市职业病防治院（广州市第十二人民医院）党委书记，广州市化学中毒救援中心主任，中山大学公共卫生学院及广州医科大学公共卫生学院硕士研究生导师，从事职业卫生专业技术工作35年。

邮箱：ymliu61@163.com

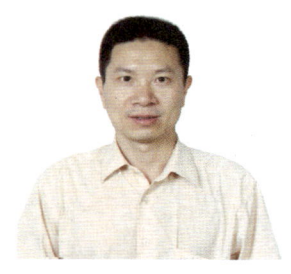

王景，1970年出生。现任广州市安全生产监督管理局职业安全健康监督管理处处长。长期从事政府法制工作，为新安全生产法修订座谈专家，参与制定广东省及广州市安全生产条例、广州市职业卫生监督管理规定，在安全生产与职业健康的法治创建和监管执法实践方面经验丰富。

邮箱：gzajzac@gz.gov.cn

前　　言

职业健康与职业病防治工作关系千家万户的幸福安康，关系劳动者的生命健康，关系劳动力资源和经济的可持续发展，关系社会的文明发展与人民福祉，关系全面建成小康社会和"健康中国"宏伟目标的实现。

编写本书的目的在于贯彻落实《中共中央　国务院关于推进安全生产领域改革发展的意见》，加强职业健康监管执法的标准化建设，运用遵从法律的确定性来解决监管执法实践的难题和问题，引导基层监管执法者牢固树立尊法普法执法的法治意识，提升安全监管部门实施职业健康监管的精确执法力，指导和督促用人单位落实职业病防治主体责任，有效解决用人单位在职业健康管理中"知与不知、有与没有、行与不行、到位与不到位"的重要问题，切实保障劳动者的职业健康合法权益。

本书是集体智慧的结晶，编写过程中主要吸收了广州市安全生产监督管理战线在职业健康监督管理实践中的工作经验和丰硕成果，也借鉴吸纳了省内外先进工作成果，及时融入了《中共中央　国务院关于推进安全生产领域改革发展的意见》《国家安全生产监督管理总局关于推进安全生产与职业健康一体化监管执法的指导意见》等重要文件的最新精神。

本书共分四个部分。第一部分为用人单位职业病危害防治管

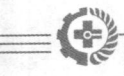

理的检查要点;第二部分为用人单位主要负责人职业病防治责任的检查要点;第三部分为用人单位分管负责人职业病防治责任的检查要点;第四部分为引用的法律法规标准文件。在编写过程中,编写组坚持理论联系实际,充分体现"问题导向、权威实用、排列科学、深入浅出"四个特点,重点突出职业健康法律规范的综合运用,实践性极强。本书既务实创新又不失严谨,既可以作为政府职业健康监督管理人员和用人单位职业卫生管理人员的培训教材,也可以作为政府监管和用人单位开展职业病防治工作的重要参考资料。此外,限于篇幅,本书只引申运用了一般性的职业健康国家标准和规范性文件,许多专业性的国家标准与规范未做引用。

对于形成本书的各方给予的支持帮助,深表谢意。国家安全生产监督管理总局、广东省安全生产监督管理局、广州市安全生产监督管理局对本书给予了充分肯定,对我们是很大的鼓舞。本书由广州市医学重点学科建设项目(编号:穗卫科教〔2016〕27号)经费资助出版。广州市职业病防治院、广州市安全生产宣传教育中心、广州市职业安全健康协会也为本书的出版做了大量基础工作,不胜感激。主审刘建清利用业余时间对本书做了专业审稿。由于水平所限,编写时间仓促,其中疏漏甚至错误在所难免,敬祈读者及时给予指正。

编　者

2017年10月

名家点评

"实践出真知。"本书的编写不仅体现了站在改革开放前沿的广东省和广州市职业健康监管系统的同仁们敢于先行先试、务实创新的精神,而且也是长期职业健康监管实践的经验总结和理论升华。本书既及时吸纳了党中央、国务院关于安全生产和职业健康工作的改革发展要求,又贯穿了尊法、普法、执法的编写主线,充分做到了从实践中来、到实践中去。在突出科学性、权威性、实用性的同时,本书又做到了接地气、有特色,具有很强的指导性和操作性,一定能够成为各级安全监管人员和用人单位共同的"掌中宝"和标准教材。

——国家安全生产监督管理总局职业安全卫生研究中心主任 职业卫生学博士 教授级高级工程师 樊晶光

"以法治之所向,成民心之所盼。"本书遵循"责任对接、照单履责"的指导思想,以遵从法律的确定性来破解监管难题,在全国率先完成了企业主体责任和政府监管责任的清单式对接工作。执法人员参照本书,有助于做到"一针见血、以法服人",推动带有温度执法;用人单位参照本书,有助于做到"有的放矢、对症下药",促进主体责任落地生根。

——中国安全生产科学研究院副总工程师 职业危害研究所所长 医学博士 教授级高级工程师 刘宝龙

目 录 CONTENTS

第一部分 用人单位职业病危害防治管理的检查要点 …… 1
一、用人单位基础管理的检查要点……………………… 2
二、用人单位教育培训的检查要点……………………… 14
三、用人单位社会保险的检查要点……………………… 22
四、用人单位职业病危害报告的检查要点……………… 24
五、用人单位日常防护的检查要点……………………… 29
六、用人单位职业病危害源头控制的检查要点………… 43
七、用人单位职业病危害监测、检测与现状评价的
　　检查要点…………………………………………… 55
八、用人单位发包和出租领域管理的检查要点………… 59
九、用人单位职业病危害告知与设置警示标识的
　　检查要点…………………………………………… 63
十、用人单位职业健康监护的检查要点………………… 79
十一、用人单位职业病危害事故处理的检查要点……… 87
十二、用人单位特殊劳动者保护的检查要点…………… 90
十三、用人单位如实提供职业病诊断与鉴定资料的
　　　检查要点………………………………………… 97

十四、用人单位妥善安置疑似职业病病人和
职业病病人的检查要点 …………………… 99
十五、用人单位依照民事法律承担损害赔偿的
检查要点 ……………………………………… 102
十六、用人单位履行劳动合同法定义务的检查要点 …… 104

**第二部分　用人单位主要负责人职业病防治
责任的检查要点** ………………………………… 106

**第三部分　用人单位分管负责人职业病防治
责任的检查要点** ………………………………… 109

第四部分　引用的法律法规标准文件 …………… 112
　　一、法律、法规、规章 ………………………………… 112
　　二、规范、标准、文件 ………………………………… 114

[附] 中华人民共和国职业病防治法 ……………… 117

第一部分
用人单位职业病危害防治管理的检查要点

执法，亦称法律的执行。行政执法，专指国家行政机关及其公职人员依法行使行政管理职权、履行职责、实施法律的活动。行政检查只是行政执法种类的一种，是指行政主体基于行政职权依法对行政相对人是否遵守行政法规范和执行行政决定等情况进行的监督检查。职业健康与安全生产一体化监管执法是安全生产领域改革发展的重要内容。职业健康行政检查与安全生产行政检查相辅相成，互相促进，可在执法实践中一并实施。

实施职业健康行政检查的主要方式：①听取陈述。是指以听取被检查方以自主介绍的方式给出相关检查信息的检查方式。②询问调查。是指以对被检查方进行提问并制作文字记录的形式获取检查信息的检查方式。③现场查看。是指以眼睛观察作为主要手段来获取检查信息的检查方式。④文件查验。是指通过阅读和核对相关证明、规定等文件性材料来获取检查信息的检查方式。⑤现场检测。是指在工作现场采用国家职业卫生技术标准或规范指定的方法，检验测定职业病危害因素浓度或者强度的检查方式。

一、用人单位基础管理的检查要点

用人单位应当为劳动者创造符合国家职业卫生标准和卫生要求的工作环境和条件,并采取措施保障劳动者获得职业卫生保护(《中华人民共和国职业病防治法》第四条)。用人单位应当建立、健全职业病防治责任制,加强对职业病防治的管理,提高职业病防治水平,对本单位产生的职业病危害承担责任(《中华人民共和国职业病防治法》第五条)。

(一)设置或指定职业卫生管理机构或组织,配备专职或兼职的职业卫生管理人员

法律依据:《中华人民共和国职业病防治法》第二十条第(一)项、《工作场所职业卫生监督管理规定》第八条、《广州市职业卫生监督管理规定》第十条。

引申标准规范文件:《国家安全监管总局办公厅关于加强用人单位职业卫生培训工作的通知》(安监总厅安健〔2015〕121号)、《工业企业设计卫生标准》(GBZ 1—2010)第4.5条、附录A6条、《用人单位职业病防治指南》(GBZ/T 225—2010)第4.1条、《企业安全生产标准化基本规范》(GB/T 33000—2016)第5.1.2.1条。

监督检查方法:①查验工作场所职业病危害的辨识、申报情况(如果工作场所经过科学有效辨识,确定不存在职业病危害因素,后面的执法检查免于进行)。②查验职业卫生管理档案,检查用人单位组织机构建设情况。③查验或者询问设置、指定职业卫生管理机构及其组成人员的正式文件。④查验专职和兼职职业

卫生管理人员的书面任命文件。⑤查验任命的专职和兼职职业卫生管理人员的劳动合同关系。⑥查验或者询问任命的专职、兼职职业卫生管理人员经职业卫生初次培训并经考核合格的证明文件。

执法文书负面表述：①未按照规定设置（或者指定）职业卫生管理机构。②未按照规定配备专职的职业卫生管理人员。③未按照规定配备兼职的职业卫生管理人员。

常见违法事实特征：①未能提供正式印发的设置或者指定职业卫生管理机构的文件和人员任免文件，如印发文件中无明确发文主体、生效日期落款和单位签章等关键要素，视为无效提供。②未能提供印发任命专职或者兼职职业卫生管理人员的正式文件，如印发任命文件中无明确发文主体、生效日期落款和单位签章等关键要素，视为无效提供。③未能提供专职、兼职职业卫生管理人员经职业卫生初次培训并经考核合格的证明。④属于职业病危害严重行业，并且接触职业病危害因素的劳动者总人数超过1 000人的用人单位，未设置职业卫生管理机构〔一般应参照《关于公布建设项目职业病危害风险分类管理目录（2012年版）》对用人单位的风险类别，进行初步判定是否属于职业病危害严重的单位，而最终需要根据技术评价报告的结论予以确认〕。⑤属于职业病危害严重行业，并且接触职业病危害因素的劳动者人数超过1 000人的用人单位，未按照标准至少配备3名专职的职业卫生管理人员。⑥属于职业病危害严重行业，并且接触职业病危害因素的劳动者人数超过300人不足1 000人的用人单位，未设置职业卫生管理机构，未按照标准至少配备2名专职的职业卫生管理人员。⑦属于职业病危害严重行业，并且接触职业病危害因素的劳动者人数不足300人的用人单位，未指定或设置职业卫生管理机构，未按照标准至少配备1名专职的职业卫生管理人员（不含专职安全生产管理人员）。⑧属于职业病危害较重或者一般的行业，并且接触职业病危害因素的岗位劳动者超过100人的用人单位，未设置或指定职业卫生管理机构，未按照标准至少配备 1 名专职的职业卫生管理人员（不含专职安全生产管理人员）。⑨属于职业病危害较重或者一般的行业，并且接触职业病危害因素的岗位劳动者不足 100 人的用人单位，未按照标准至少配备 1 名兼职的职业卫生管理人员（已配备专职职业卫生管理人员的除外）。⑩虽然设置了职业卫生管理机构，但是发现管理机构没有正常开展工作的证据，如没有相应工作人员、工作地点或者工作条件。

行政处罚方式：直接处罚（行政警告）、间接处罚（逾期不改正的处行政罚款）。

行政处罚幅度：《中华人民共和国职业病防治法》第七十条第（二）项、《工作场所职业卫生监督管理规定》第四十九条第（二）项：未设置或者指定职业卫生管理机构或者未配备专职或者兼职的职业卫生管理人员的，由安全生产监督管理部门给予警告，责令限期改正；逾期不改正的，处 10 万元以下的罚款。

（二）制定职业病防治计划和实施方案

法律依据：《中华人民共和国职业病防治法》第二十条第（二）项、《工作场所职业卫生监督管理规定》第十一条。

引申标准规范文件：本单位由有资质的技术服务机构出具的具有法律地位的定期检测报告或者技术评价报告、《用人单位职业病防治指南》（GBZ/T 225—2010）第 4.1.7 条、《企业安全生产标准化基本规范》（GB/T 33000—2016）第 5.1.1 条。

监督检查方法：①查验职业卫生管理档案，检查规章制度建设情况。②查验职业病危害因素定期检测或者技术评价报告。③查验或者询问印发的年度职业病防治计划、实施方案的正式文件。④比对年度职业病防治计划和实施方案与定期检测报告或者

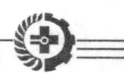

技术评价报告提出改进事项的一致性。⑤查验或者询问年度职业病防治计划和实施方案的执行记录，重点检查作业现场整改完成情况及相关记录台账。

执法文书负面表述：①未按照规定制订年度职业病防治计划和实施方案。②制定的年度职业病防治计划和实施方案的内容不符合国家标准规范要求。③制定的年度职业病防治计划和实施方案不具有可行性或者未能反映对年度定期检测报告（或者技术评价报告）提出整改措施及合理建议。④未采取措施落实年度职业病防治计划和实施方案提出的改进事项。

常见违法事实特征：①未能提供印发的年度职业病防治工作计划、实施方案的正式文件，如印发的计划方案文件中无明确发文主体、生效日期落款和单位签章等关键要素，视为无效提供。②制定的年度职业病防治计划和实施方案缺少《用人单位职业病防治指南》（GBZ/T 225—2010）第 4.1.7 条的规定事项，未涵括职业健康检查、职业病危害因素检测与评价、职业卫生培训、个人职业病防护用品配备与管理等方面的内容要素。③制定的年度职业病防治计划缺失目的、目标、措施、保障条件等方面的内容要素。④制定的年度职业病防治实施方案缺失时间进度、实施步骤、技术要求、验收方法等方面的内容要素。⑤年度定期检测报告（或者技术评价报告）提出的整改措施建议，未在年度职业病防治计划和实施方案进行表述。⑥未能提供有效实施年度职业病防治计划和实施方案的执行情况记录和资金投入的记录。⑦提供的落实年度职业病防治计划和实施方案的执行记录与工作场所的职业病防治工作真实情况不相一致。

行政处罚方式：直接处罚（行政警告）、间接处罚（逾期不改正的处行政罚款）。

行政处罚幅度：《中华人民共和国职业病防治法》第七十条第（二）项、《工作场所职业卫生监督管理规定》第四十九条第

（一）项：未制定年度职业病防治计划和实施方案的，由安全生产监督管理部门给予警告，责令限期改正；逾期不改正的，处10万元以下的罚款。

（三）建立、健全职业卫生管理制度和操作规程

法律依据：《中华人民共和国职业病防治法》第二十条第（三）项、第二十四条，《工作场所职业卫生监督管理规定》第十一条、第十五条，《广州市职业卫生监督管理规定》第二十条。

引申标准规范文件：《用人单位职业病防治指南》（GBZ/T 225—2010）第4.1.8条、第4.1.9条，《用人单位职业病危害告知与警示标识管理规范》（安监总厅安健〔2014〕111号）第十条，《企业安全生产标准化基本规范》（GB/T 33000—2016）第5.2.2条。

监督检查方法：①查验职业卫生管理档案，检查规章制度建设情况。②查验或者询问用人单位11项职业卫生管理制度的制定颁发及书面文本情况。③查验职业病危害因素相关的作业岗位清单，查验或者询问职业病危害因素接触岗位的操作规程的制定颁发及书面文本情况。④查验或者询问用人单位利用职业卫生公告栏发布制度规程及相关记录情况。⑤比对本单位职业卫生管理制度（含操作规程）与职业卫生法律法规规章标准规范的符合性和有效性。⑥比对本单位职业卫生规章制度（含操作规程）与定期检测报告或者技术评价报告提出改进事项的一致性。

执法文书负面表述：①未按照规定建立职业卫生管理制度或者操作规程（可列写具体一条或者几条管理制度与操作规程的名称）。②未按照规定健全职业卫生管理制度或者操作规程（主要

指其与职业卫生法律法规规章标准规范相冲突或者缺少相对应内容，可列写具体一条或者几条管理制度与操作规程的名称）。③未按照规定公布职业卫生管理制度或者操作规程（或者未在醒目位置设置公告栏公布职业卫生管理制度和操作规程）。④建立的职业卫生管理制度或者操作规程未能反映对年度定期检测报告（或者技术评价报告）提出改进意见的整改措施。

常见违法事实特征：①未能提供印发本单位职业病防治责任制的正式文件，如印发文件中无明确发文主体、生效日期落款和单位签章等关键要素，视为无效提供。②印发的职业病防治责任制未明确各岗位的责任人员、责任范围和考核标准等，或者没有明确主要负责人、分管负责人、其他负责人的职责与权限，或者没有明确工会、人事及劳动工资、企业管理、财务、生产调度、工程技术、职业卫生管理等相关部门在职业卫生管理方面的职责与权限。③正式文件中未明确建立职业病防治责任制的监督考核机制。④落实职业病防治责任制的监督考核机制内容未涵盖决策层定期确定重大问题、岗位自查自纠和定期报告制度、定期评估考核并与绩效挂钩等内容要素。⑤未能提供印发的职业卫生管理制度的正式文件，如印发文件中无明确发文主体、生效日期落款和单位签章等关键要素，视为无效提供。⑥正式印发的11项职业卫生管理制度缺失不全（详见《工作场所职业卫生监督管理规定》第十一条和《广州市职业卫生监督管理规定》第二十条，可列写缺失的具体一条或者几条管理制度的名称）。⑦未能提供印发与存在职业病危害工作岗位相对应的职业卫生操作规程的正式文件或者岗位操作规程没有职业卫生防护内容。⑧未在醒目位置设置公告栏公布职业卫生管理制度或者操作规程。⑨发现用人单位没有实施职业卫生管理制度（或者操作规程）的情况记录。⑩未按照年度定期检测报告（或者技术评价报告）提出的改进意见，健全职业卫生管理制度和操作规程。⑪本单位职业卫生管理制度（或者操作规程）与职业卫生法律法规规章标准规范相冲突或者缺少相对应内容的其他情形。

行政处罚方式：直接处罚（行政警告）、间接处罚（逾期不改正的处行政罚款）。

行政处罚幅度：《中华人民共和国职业病防治法》第七十条第（二）项、第（三）项，《工作场所职业卫生监督管理规定》第四十九条第（三）项、第（六）项：未采取职业病防治法第二十条规定的职业病防治管理措施的或者未按照规定公布有关职业病防治的规章制度、操作规程的，由安全生产监督管理部门给予警告，责令限期改正；逾期不改正的，处10万元以下的罚款。

（四）建立、健全职业卫生档案和劳动者健康监护档案

法律依据：《中华人民共和国职业病防治法》第二十条第（四）项，《工作场所职业卫生监督管理规定》第三十一条、第三十四条，《用人单位职业健康监护监督管理办法》第十九条。

引申标准规范文件：《用人单位职业病防治指南》（GBZ/T 225—2010）第4.1.10条、第4.1.11条，《职业卫生档案管理规范》（安监总厅安健〔2013〕171号），《企业安全生产标准化基本规范》（GB/T 33000—2016）第5.4.3.1条，《职业健康监护技术规范》（GBZ 188—2014）。

监督检查方法：①查验或者询问用人单位六大类职业卫生档案的分类归档情况。②查验具备资质条件的职业健康检查机构出具的劳动者职业健康检查报告。③查阅职业健康体检机构是否具备职业健康检查资质。④查验所有接触职业病危害因素劳动者的个人职业健康监护档案台账资料。⑤查验或者询问接触职业病危害因素劳动者的职业健康检查周期是否符合规定。⑥可在工作场

所现场抽选询问若干名接触职业病危害因素的劳动者与其职业健康监护档案信息相印证。

执法文书负面表述： ①未按照规定建立职业卫生档案（可列写具体一个或者几个职业卫生档案的名称）。②未按照规定健全职业卫生档案（职业卫生档案的格式和内容不符合国家标准规范的要求，可列写具体一个或者几个职业卫生档案的名称）。③未按照规定建立劳动者职业健康监护档案。④未按照规定健全劳动者职业健康监护档案（劳动者职业健康监护档案的格式和内容不符合国家标准规范的要求，可列写具体一个或者几个要点内容的名称）。

常见违法事实特征： ①未能提供包括建设项目职业卫生"三同时"档案、职业卫生管理档案、职业卫生宣传培训档案、职业病危害因素监测与检测评价档案、用人单位职业健康监护管理档案、劳动者个人职业健康监护档案等六大方面的档案或者提供不全面。②职业卫生档案归档混乱、分类不清晰。③职业卫生管理档案缺失单位基本情况、工艺流程、所使用的材料清单、生产的产品、副产品、中间产品、有毒有害因素、防护设施清单等内容。④劳动者个人职业健康监护档案缺少由劳动者本人签名的工作场所职业病危害因素检测结果告知记录。⑤劳动者个人职业健康监护档案缺少由劳动者本人签名的职业健康检查结果告知记录。⑥用人单位职业健康监护管理档案中缺少职业禁忌证人员、疑似职业病病人、职业病病人及体检发现有职业健康损害劳动者调岗的记录及本人签名确认。⑦劳动者个人职业健康监护档案缺失劳动者的职业史、职业病危害接触史或者职业健康检查结果等内容或者相关记录信息不全面。⑧未能提供接触职业病危害因素的劳动者在岗期间职业健康检查报告。⑨未提供接触职业病危害因素的劳动者上岗前、离岗时或应急职业健康检查报告。⑩接触职业病危害因素的作业岗位劳动者的职业健康检查项目和对应存在的岗位职业病危害因素不相一致。⑪未能提供对存在职业禁忌证、职业健康损害或者职业病的劳动者的处理和安置情况记录。⑫对比职业卫生台账资料中的工作场所职业病危害因素种类清单、岗位分布以及作业人员接触情况等资料，发现参加职业健康检查的劳动者与实际接触职业病危害因素的劳动者不一致。⑬劳动者职业健康监护档案未执行一人一档建设。⑭职业卫生档案的内容不符合《工作场所职业卫生监督管理规定》第三十四条规定的其他情形。⑮职业卫生档案的格式和内容不符合《职业卫生档案管理规范》或者《用人单位职业病防治指南》的其他情形。

行政处罚方式：直接处罚（行政警告）、间接处罚（逾期不改正的处行政罚款）。

行政处罚幅度：《中华人民共和国职业病防治法》第七十条第（二）项、《工作场所职业卫生监督管理规定》第四十九条第（四）项：未按照规定建立、健全职业卫生档案和劳动者健康监护档案的，由安全生产监督管理部门给予警告，责令限期改正；逾期不改正的，处10万元以下的罚款。

（五）建立、健全工作场所职业病危害因素监测及评价制度

法律依据：《中华人民共和国职业病防治法》第二十条第（五）项、《工作场所职业卫生监督管理规定》第十一条。

引申标准规范文件：《用人单位职业病防治指南》（GBZ/T 225—2010）第4.1.12条、《用人单位职业病危害因素定期检测管理规范》（安监总厅安健〔2015〕16号）、《企业安全生产标准化基本规范》（GB/T 33000—2016）第5.4.3.4条。

监督检查方法：①查验职业卫生管理档案。②查验印发的工作场所职业病危害因素监测及评价管理制度的正式文件。③查验

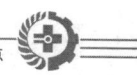

工作场所职业病危害因素监测制度是否包含定期检测与日常监测两个方面内容，定期检测的事项是否覆盖所有的产生或者存在职业病危害因素的工作场所。④查验或者询问职业病危害因素监测制度的内容是否符合《用人单位职业病危害因素定期检测管理规范》的具体要求。⑤查验或者询问印发的职业病危害因素评价制度的内容是否明确委托技术服务机构每年至少进行一次职业病危害定期检测，以及所明确的进行职业病危害现状评价是否有符合法定情形的内容要素。

执法文书负面表述：①未按照规定建立工作场所职业病危害因素监测制度。②未按照规定建立工作场所职业病危害评价制度。③未按照规定健全工作场所职业病危害因素监测制度。④未按照规定健全工作场所职业病危害评价制度。

常见违法事实特征：①未能提供印发的工作场所职业病危害因素监测制度的正式文件，如印发文件中无明确发文主体、生效日期落款和单位签章等关键要素，视为无效提供。②未能提供印发的工作场所职业病危害评价制度的正式文件，如印发文件中无明确发文主体、生效日期落款和单位签章等关键要素，视为无效提供。③制定的职业病危害因素评价制度中缺失建设项目职业卫生"三同时"评价、现状评价的内容。④制定的职业病危害因素监测制度的内容不符合《用人单位职业病危害因素定期检测管理规范》的具体要求。⑤制定的职业病危害因素监测制度中缺失安排日常监测的内容。⑥未能在监测检测或者评价制度中明确日常监测的负责人、监测频率、监测内容，或者法定检测周期以及监测、评价结果的公示方式等内容不明确。

行政处罚方式：直接处罚（行政警告）、间接处罚（逾期不改正的处行政罚款）。

行政处罚幅度：《中华人民共和国职业病防治法》第七十条第（二）项、《工作场所职业卫生监督管理规定》第四十九条第

（五）项：未按照规定建立、健全工作场所职业病危害因素监测及评价制度的，由安全生产监督管理部门给予警告，责令限期改正；逾期不改正的，处10万元以下的罚款。

（六）建立、健全职业病危害事故应急救援预案

法律依据：《中华人民共和国职业病防治法》第二十条第(六)项、《工作场所职业卫生监督管理规定》第十一条、《生产安全事故应急预案管理办法》。

引申标准规范文件：《工业企业设计卫生标准》（GBZ 1—2010）第8.5条，《用人单位职业病防治指南》（GBZ/T 225—2010）第4.6.5条、第4.9.1条、第4.9.3条，《企业安全生产标准化基本规范》（GB/T 33000—2016）第5.6.1.2条，《生产经营单位安全生产事故应急预案编制导则》（GB/T 29639—2013）。

监督检查方法：①查验印发的职业病危害事故应急救援预案的正式文件。②查验或者询问职业病危害事故应急救援预案是否符合编制要求。③查验或者询问应急救援预案中事故风险评估是否符合生产经营单位实际情况。④查验或者询问职业病危害事故应急救援预案的宣传培训记录、定期演练记录和演练评估报告或者总结。⑤查验是否在醒目位置（工作场所/岗位）公布职业病危害事故应急救援措施。

执法文书负面表述：①未按照规定建立职业病危害事故应急救援预案。②未按照规定健全职业病危害事故应急救援预案。③未按照规定公布职业病危害事故应急救援措施。④未按照规定周期组织职业病危害事故应急救援预案的定期演练。

常见违法事实特征：①未能提供印发的职业病危害事故应急

救援专项预案的正式文件，如印发文件中无明确发文主体、生效日期落款和单位签章等关键要素，视为无效提供。②生产或使用有毒物质的、有可能发生急性职业病危害事故的工业企业，未能提供印发针对突发职业中毒的现场应急处置方案的正式文件。③职业病危害事故应急救援预案的编制不符合标准规范要求。④职业病危害事故应急救援专项预案的内容未能体现本单位的职业病危害因素特点，或者未能明确应急救援责任人、组织机构、具体人员的联系方式和撤离路线、紧急集合点、医疗救护方案等内容。⑤未在醒目位置（工作场所/岗位）公布职业病危害事故应急救援措施。⑥职业病危害事故应急救援措施公告内容的用词不规范、条款不清晰。⑦职业病危害事故应急救援措施未体现作业岗位特点，内容缺失事故发生后的报告程序和时限、自救、他救方法和临时应急处理原则。⑧未按照规定的每年至少一次的周期组织职业病危害事故应急救援专项预案定期演练。⑨未能提供职业病危害事故应急救援专项预案和现场处置方案定期演练的记录或者所提供的演练记录信息不全。

行政处罚方式：直接处罚（行政警告）、间接处罚（逾期不改正的处行政罚款）。

行政处罚幅度：《中华人民共和国职业病防治法》第七十条第（二）项、第（三）项，《工作场所职业卫生监督管理规定》第四十九条第（六）项：未按照规定建立、健全职业病危害事故应急救援预案的或者未按照规定公布职业病危害事故应急救援措施的，由安全生产监督管理部门给予警告，责令限期改正；逾期不改正的，处10万元以下的罚款。

二、用人单位教育培训的检查要点

(一) 制定和实施职业卫生教育培训计划

法律依据：《中华人民共和国职业病防治法》第二十一条、第三十四条，《广州市职业卫生监督管理规定》第八条第（二）项、第九条第（三）项、第十四条。

引申标准规范文件：《国家安全监管总局办公厅关于加强用人单位职业卫生培训工作的通知》（安监总厅安健〔2015〕121号），《用人单位职业病防治指南》（GBZ/T 225—2010）第4.10条，《企业安全生产标准化基本规范》（GB/T 33000—2016）第5.3.1条、第5.3.2条。

监督检查方法：①查验职业卫生宣传培训档案。②查验或者询问正式印发的职业卫生教育培训年度计划。③查验由主要负责人组织制定或者正式签发的年度职业卫生教育培训计划的记载性资料文件。④查验或者询问实施年度职业卫生教育培训计划的资金投入记录。⑤查验或者询问职业卫生宣传培训计划的执行记录及档案台账，具体包括职业卫生培训实施通知、时间地点、人员签到、课件师资、课时、考核考试、影像资料等证明材料。⑥可在作业现场抽选询问若干名接触职业病危害因素的劳动者与其职业卫生培训档案信息相印证。

执法文书负面表述：①未按照规定制定年度职业卫生教育培训计划。②未按照年度计划实施职业卫生教育培训内容。③未如实记录职业卫生教育培训情况。④单位主要负责人未按照规定履行职业卫生教育培训职责。⑤单位分管负责人未按照规定履行

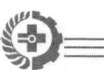

职业卫生教育培训职责。⑥未能保证实施年度职业卫生培训计划所必需的资金投入。

常见违法事实特征：①未能提供印发的年度职业卫生教育培训计划的正式文件，如印发文件中无明确年度符号、生效日期落款和单位签章等关键要素，视为无效提供。②以安全生产培训内容来代替职业卫生培训内容。③未能是供职业卫生教育培训档案。④职业卫生教育培训的对象不明确，分类不清晰。⑤单位职业卫生负责人、管理人员接受职业卫生培训的课时和内容不符合国家规定。⑥接触职业病危害因素的劳动者接受职业卫生培训的课时和内容不符合国家规定，或者发现有未接受职业卫生培训的上岗人员。⑦教育培训档案缺失应有的职业卫生培训实施通知、时间地点、人员签到、课件师资、课时、考核考试、影像资料等要素材料。⑧未能提供由单位主要负责人组织制定或者正式签发的年度职业卫生教育培训计划的原始资料。⑨未能提供由单位分管负责人组织协调和督促落实年度职业卫生教育培训计划的原始资料。⑩发现参加职业卫生教育培训的人员有相互代替签名的证据或者以其他虚假的方式制作教育培训档案。⑪未能提供保证实施年度职业卫生教育培训计划所需资金投入的记录。⑫未能按照计划完成年度职业卫生教育培训内容。

行政处罚方式：直接处罚（行政警告、造成职业病危害事故的处行政罚款）、间接处罚（逾期不改正的处行政罚款）。

行政处罚幅度：《中华人民共和国职业病防治法》第七十条第（四）项：未按照规定组织劳动者进行职业卫生培训的，由安全生产监督管理部门给予警告，责令限期改正；逾期不改正的，处10万元以下的罚款。

《广州市职业卫生监督管理规定》第三十四条：未按照规定组织制定、协调落实本单位职业卫生教育和培训计划的，由安全生产监督管理部门对用人单位的主要负责人或者分管负责人分别责令改正，逾期不改正的，分别处以 1 万元以上 2 万元以下的罚款；造成职业病危害事故的，分别处以 2 万元以上 3 万元以下的罚款。

（二）主要负责人、职业卫生管理人员接受职业卫生培训

法律依据：《中华人民共和国职业病防治法》第三十四条第一款、《工作场所职业卫生监督管理规定》第九条。

引申标准规范文件：《国家安全监管总局办公厅关于加强用人单位职业卫生培训工作的通知》（安监总厅安健〔2015〕121号）、《用人单位职业病防治指南》（GBZ/T 225—2010）第 4.10 条、《企业安全生产标准化基本规范》（GB/T 33000—2016）第 5.3.2.1 条。

监督检查方法：①查验职业卫生宣传培训档案。②查验主要负责人和业卫生管理人员的书面任免文件或者在职证明文件。③查验或者询问主要负责人、职业卫生管理人员接受职业卫生初次培训的报名信息、培训内容记录及考核证明（可提供接受政府部门组织的培训证明或者具有职业卫生培训条件的技术服务单位出具的培训证明）。④查验或者询问主要负责人、职业卫生管理人员接受职业卫生继续教育培训的报名信息、培训内容记录及考核证明，以及证明文件是否在有效期之内（可提供接受政府部门组织的培训证明或者具有职业卫生培训条件的技术服务单位出具的培训证明及继续教育记录）。⑤可调阅或者询问相关培训机构组织的培训计划、培训通知、报名签到、考核方式等记录资料。

执法文书负面表述：①单位主要负责人（或者职业卫生管理人员）未按照规定接受职业卫生初次培训。②单位主要负责人（或者职业卫生管理人员）未按照规定取得职业卫生初次培训考

核合格证明。③单位主要负责人（或者职业卫生管理人员）未按照规定每年接受继续教育培训并经考核合格。④单位主要负责人（或者职业卫生管理人员）接受继续教育的内容与学时不符合国家规定。

常见违法事实特征：①未能提供单位主要负责人、职业卫生管理人员接受职业卫生初次培训并经考核合格的证明文件或者原始记录。②单位主要负责人、职业卫生管理人员接受职业卫生继续教育培训的周期超过 1 年，或未能提供相关接受继续教育培训的证明文件。③单位主要负责人接受教育的培训学时不符合国家规定要求，初次培训少于 16 学时，继续教育少于 8 学时。④职业卫生管理人员接受教育的培训学时不符合国家规定要求，初次培训少于 16 学时，继续教育少于 8 学时。⑤单位主要负责人接受职业卫生培训的课程内容不符合国家规定要求，缺失国家职业病防治法律、行政法规和规章，职业病危害防治基础知识，结合行业特点的职业卫生管理要求和措施等必要内容。⑥职业卫生管理人员接受职业卫生培训的课程内容不符合国家规定要求，缺失国家职业病防治法律、行政法规、规章以及标准，职业病危害防治知识，主要职业病危害因素及防控措施，职业病防护设施的维护与管理，职业卫生管理要求和措施等必要内容。⑦单位主要负责人、职业卫生管理人员接受的培训教育属于以安全生产培训代替职业卫生培训。

行政处罚方式：直接处罚（行政警告、可并处行政罚款）。

行政处罚幅度：《工作场所职业卫生监督管理规定》第四十八条第（二）项：用人单位的主要负责人、职业卫生管理人员未接受职业卫生培训的，由安全生产监督管理部门给予警告，责令限期改正，可以并处 5 000 元以上 2 万元以下的罚款。

(三) 组织劳动者上岗前和在岗期间的日常职业卫生培训

法律依据：《中华人民共和国职业病防治法》第三十四条第二款、《工作场所职业卫生监督管理规定》第十条第一款、《广州市职业卫生监督管理规定》第十四条。

引申标准规范文件：《国家安全监管总局办公厅关于加强用人单位职业卫生培训工作的通知》（安监总厅安健〔2015〕121号）、《用人单位职业病防治指南》（GBZ/T 225—2010）第4.10条、《企业安全生产标准化基本规范》（GB/T 33000—2016）第5.3.2.2条。

监督检查方法：①查验职业卫生管理档案和职业卫生宣传培训档案。②查阅上岗前、在岗劳动者名册，询问工作场所职业病危害因素申报中接触职业病危害劳动者数量和分布情况。③查验或者询问组织开展职业卫生培训计划、培训通知、培训内容及劳动者签到情况。④查阅组织职业卫生培训考核情况及记录。⑤查验或者询问职业卫生培训教材内容与影像记录，重点了解培训内容中是否有劳动者日常接触的职业病危害因素、可能的健康影响及防护措施等内容。⑥可在工作现场抽选询问若干名接触职业病危害因素的劳动者与宣传培训护档案记录信息相印证，询问接触职业病危害因素的劳动者对职业病危害的后果、防治措施、个体防护用品佩戴等知识和技能掌握的情况。

执法文书负面表述：①未按照规定组织劳动者进行上岗前的职业卫生培训。②未按照规定组织劳动者进行在岗期间的定期职业卫生培训。③劳动者接触的职业病危害因素发生变化时，未重新组织劳动者进行上岗前的职业卫生培训。④未按规定如实记录劳动者接受职业卫生培训教育的情况。⑤劳动者接受职业卫生培训的内容不符合国家规定。

常见违法事实特征：①培训签到记录的劳动者未覆盖所有接触职业病危害因素的劳动者。②因变更工艺、技术、设备、材料，或者岗位调整导致劳动者接触的职业病危害因素发生变化时，未能提供该劳动者重新接受上岗前职业卫生培训的证明。③未能提供劳动者接受职业卫生培训后经考核合格的证明文件。④劳动者接受职业卫生继续教育培训的周期超过1年。⑤劳动者接受教育的培训学时不符合国家规定要求，初次培训时间不得少于8学时，继续教育不得少于4学时。⑥劳动者接受职业卫生培训的内容明显缺失日常接触职业病危害因素、健康危害后果、防护措施及事故应急处理措施、职业卫生权利和义务、职业病防治法律法规规章和操作规程、正确使用职业病防护设施和个人使用的职业病防护用品等必要内容。⑦职业卫生教育和培训档案未能如实记录职业卫生教育培训的时间、内容、参加人员以及考核结果等情况。⑧现场抽查的接触职业病危害因素的劳动者未有上岗前及在岗期间的职业卫生培训记录。⑨接触职业病危害因素劳动者所接受的培训教育完全以安全生产培训代替职业卫生培训。

行政处罚方式：直接处罚（行政警告、可处行政罚款）、间接处罚（逾期不改正的处行政罚款）。

行政处罚幅度：《中华人民共和国职业病防治法》第七十条第（四）项、《工作场所职业卫生监督管理规定》第四十九条第（七）项：未按规定组织职业卫生教育培训的，由安全生产监督管理部门给予警告，责令限期改正；逾期不改正的，处10万元以下的罚款。

《广州市职业卫生监督管理规定》第三十六条：未如实记录职业卫生教育培训情况的，安全生产监督管理部门可处1万元以下的罚款；逾期未改正的，处以1万元以上3万元以下的罚款，对其直接负责的主管人员和其他直接责任人员处1 000元以上

5 000元以下的罚款。

（四）组织职业病危害严重岗位劳动者的专门职业卫生培训

法律依据：《工作场所职业卫生监督管理规定》第十条第二款。

引申标准规范文件：《国家安全监管总局办公厅关于加强用人单位职业卫生培训工作的通知》（安监总厅安健〔2015〕121号）、《高毒物品作业岗位职业病危害告知规范》（GBZ/T 203—2007）。

监督检查方法：①查验职业卫生管理档案和职业卫生宣传培训档案。②查验或者询问工作场所职业病危害因素申报或者变更申报情况，以区县级安全监管局出具的申报回执为有效申报依据。③查验或者询问职业病危害严重岗位（高危粉尘与高毒物品）的辨识资料及在岗劳动者名册。④查验职业卫生培训计划、培训通知、培训内容及劳动者签到情况。⑤查验职业卫生培训考核情况及记录。⑥查验或者询问职业卫生培训内容与影像记录，重点了解培训内容中是否有严重岗位的职业病危害因素、可能的健康影响及防护措施等内容。⑦可在作业现场抽选询问若干名职业病危害严重岗位劳动者与其教育培训档案记录信息相印证，询问接触职业病危害因素的劳动者对职业病危害的后果、防治措施、个体防护用品佩戴等知识和技能掌握的情况。

执法文书负面表述：①未按照规定安排职业病危害严重岗位的劳动者参加专门的职业卫生培训。②职业病危害严重岗位的劳动者未经职业卫生培训考核合格而安排上岗作业。③未如实记录职业病危害严重岗位劳动者接受专门职业卫生教育培训的情况。

常见违法事实特征：①未能提供针对职业病危害严重岗位

（高危粉尘与高毒物品）劳动者接受专门职业卫生培训的签名记录。②未能提供专门职业卫生培训由本单位组织或者委托有培训条件的机构进行的记录。③专门职业卫生培训的内容与劳动者实际接触的职业病危害状况不相匹配。④未能提供职业病危害严重岗位劳动者在接受专门培训后经考核合格的证明文件。⑤职业卫生教育培训档案未能如实记录专门职业卫生培训的时间、内容、参加人员以及考核结果等情况。⑥劳动者接受职业卫生继续教育培训的周期超过1年。⑦严重岗位劳动者接受教育的培训学时不符合国家规定要求，初次培训时间不得少于8学时，继续教育不得少于4学时。⑧职业病危害严重岗位劳动者所接受的专门培训教育属于以安全生产培训代替职业卫生培训。

行政处罚方式：直接处罚（行政警告）、间接处罚（逾期不改正处的行政罚款）。

行政处罚幅度：《工作场所职业卫生监督管理规定》第四十九条第（七）项：未按照规定组织劳动者进行职业卫生培训的，由安全生产监督管理部门给予警告，责令限期改正；逾期不改正的，处10万元以下的罚款。

三、用人单位社会保险的检查要点

用人单位必须依法参加社会保险，为从业人员缴纳保险费。

法律依据：《中华人民共和国职业病防治法》第七条、《工伤保险条例》第二条、《实施〈中华人民共和国社会保险法〉若干规定》（人力资源和社会保障部令第13号）、《工伤认定办法》（人力资源和社会保障部令第8号）。

引申标准规范文件：《用人单位职业病防治指南》（GBZ/T 225—2010）第4.6.9条、《企业安全生产标准化基本规范》（GB/T 33000—2016）第5.1.4条。

监督检查方法：①查验职业卫生管理档案。②查验或者询问用人单位为从业人员缴纳社会保险的缴纳凭证、工伤保险号或者其他证明材料。③查验用人单位将月缴工伤保险费的明细情况告知劳动者的签名记录资料。④查验或者询问为职业病病人提出工伤认定申请的档案资料。⑤可在作业现场抽选询问若干名接触职业病危害因素的劳动者与其购买社会保险档案信息相印证。

执法文书负面表述：①未按照规定参加社会保险。②未按照规定告知劳动者月缴工伤保险费的明细情况。③未按照规定为职业病病人提出工伤认定申请。④拒不协助社会保险行政部门对事故伤害进行调查核实。

常见违法事实特征：①未能提供有劳动关系的全部从业人员均已缴纳社会保险费的证明。②未能提供由保险机构出具的从业人员购买工伤保险的证明文件。③未能提供为职业病病人提出工伤认定申请的档案资料。④有不接受询问、不提供真实情况等拒不协助社会保险行政部门对事故伤害进行调查核实的行为。⑤以接触职业病危害劳动者签署自愿放弃社会保险的声明为理由，不参加社会保险。

行政处罚方式：直接处罚（行政罚款、加收滞纳金）、间接处罚（逾期不改正的处行政罚款）。

行政处罚幅度：《工伤保险条例》第六十二条：用人单位依照本条例规定应当参加工伤保险而未参加的，由社会保险行政部门责令限期参加，补缴应当缴纳的工伤保险费，并自欠缴之日起，按日加收万分之五的滞纳金；逾期仍不缴纳的，处欠缴数额1倍以上3倍以下的罚款（本条执法主体是社会保险行政部门，发现未购买工伤保险的，应及时通报和移交社保行政部门调查处理）。

《实施〈中华人民共和国社会保险法〉若干规定》第二十四条：用人单位未按月将缴纳社会保险费的明细情况告知职工本人的，由社会保险行政部门责令改正；逾期不改的，按照《劳动保障监察条例》第三十条的规定处理。（本条执法主体是社会保险行政部门，发现有前述违法的，应及时通报和移交社保行政部门调查处理）

《工伤认定办法》第二十五条：用人单位拒不协助社会保险行政部门对事故伤害进行调查核实的，由社会保险行政部门责令改正，处2 000元以上2万元以下的罚款。（本条执法主体是社会保险行政部门，发现有前述违法的，应及时通报和移交社保行政部门调查处理。）

四、用人单位职业病危害报告的检查要点

（一）职业病危害项目申报

国家建立职业病危害项目申报制度。用人单位工作场所存在职业病目录所列职业病的危害因素的，应当及时、如实向所在地安全生产监督管理部门申报危害项目，接受监督。

法律依据：《中华人民共和国职业病防治法》第十六条，《工作场所职业卫生监督管理规定》第十三条，《职业病危害项目申报办法》第四条、第五条、第六条、第八条，《广州市职业卫生监督管理规定》第十一条。

引申标准规范文件：《用人单位职业病防治指南》（GBZ/T 225—2010）第4.2.1条、《企业安全生产标准化基本规范》（GB/T 33000—2016）5.4.3.3条。

监督检查方法：①查验用人单位工商营业执照，准确掌握用人单位的全称。②在线查询国家安全监管总局《作业场所职业病危害申报与备案管理系统》。③查验职业卫生管理档案。④查验或者询问职业病危害项目申报表及区县级以上安全生产监督管理部门出具的申报回执。⑤查验或者询问职业病危害项目申报的时效性。⑥比对职业病危害项目申报内容与年度定期检测报告或者技术评价报告的客观性和一致性。⑦查验或者询问工作场所职业病危害项目变更申报情况。

执法文书负面表述：①未按照规定及时申报产生职业病危害的项目。②未按照规定如实申报产生职业病危害的项目。③未按照规定变更申报职业病危害项目内容。

常见违法事实特征：①未能提供安全监管部门出具的职业病危害项目申报回执或者变更申报回执。②危害项目申报的内容未包括以承揽、外包等名义使用的劳动者接触的职业病危害因素。③发现危害项目申报的内容缺项、漏报，或用工单位有意作选择性报告。④新建、改建、扩建、技术引进、技术改造项目在竣工验收后未能在自发生变化之日起 15 日内及时进行变更申报。⑤工作场所、单位名称、法定代表人或者接触职业病危害人员等变更后，未能在自发生变化之日起 15 日内及时或者如实进行变更申报。⑥经过职业病危害因素检测、评价，发现原申报内容发生变化的，未能自收到有关检测、评价结果之日起 15 日内及时或者如实进行变更申报。⑦用人单位在申报职业病危害项目时，未将外委和分包范围纳入进行统一申报。⑧用工单位以承揽、外包等名义使用劳动者且劳动者接触职业病危害，但用工单位没有统一申报危害项目。

行政处罚方式：直接处罚（行政警告、可并处行政罚款）。

行政处罚幅度：《中华人民共和国职业病防治法》第七十一条第（一）项、《工作场所职业卫生监督管理规定》第五十条第（一）项、《职业病危害项目申报办法》第十四条：未及时、如实申报职业病危害项目的，由安全生产监督管理部门责令限期改正，给予警告，可以并处 5 万元以上 10 万元以下的罚款。

《职业病危害项目申报办法》第十五条：未及时变更申报职业病危害项目的，由安全生产监督管理部门责令限期改正，可以并处 5 000 元以上 3 万元以下的罚款。

（二）职业病危害因素检测、评价结果存档并定期向所在地安全生产监督管理部门报告

用人单位应当按照国务院安全生产监督管理部门的规定，定

期对工作场所进行职业病危害因素检测、评价。检测、评价结果存入用人单位职业卫生档案，定期向所在地安全生产监督管理部门报告并向劳动者公布。

法律依据：《中华人民共和国职业病防治法》第二十六条、《工作场所职业卫生监督管理规定》第二十条、《广州市职业卫生监督管理规定》第十九条。

引申标准规范文件：《用人单位职业病危害因素定期检测管理规范》（安监总厅安健〔2015〕16号）、《用人单位职业病防治指南》（GBZ/T 225—2010）第4.5.4条、《企业安全生产标准化基本规范》（GB/T 33000—2016）第5.4.3.4条。

监督检查方法：①查验职业病危害因素监测与检测评价档案。②查验职业病危害因素定期检测报告或者技术评价报告。③查验或者询问职业卫生技术服务机构是否具备相应的技术服务检测资质。④查验或者询问定期向所在地安全生产监督管理部门报送定期检测报告的文件资料。

执法文书负面表述：①未按照规定将职业病危害因素定期检测结果存入用人单位职业卫生档案。②未在收到定期检测报告后1个月之内，书面将定期检测结果向所在地区安全生产监督管理局报告。③未按照规定将职业病危害现状评价结果存入用人单位职业卫生档案。

常见违法事实特征：①未能提供每年开展一次的职业病危害因素定期检测报告。②属于职业病危害严重的用人单位未能提供每3年一次的职业病危害现状评价报告。③属于发生急性职业病危害事故或者新确诊有职业病病例的用人单位未能提供的职业病危害现状评价报告。④出具职业病危害因素定期检测报告的职业卫生技术服务机构不具备相应的技术服务检测资质，视为无效定期检测报告。⑤用人单位职业卫生档案中缺少最近两年的职业病危害因素定期检测报告。⑥按规定应开展职业病危害现状评价的用人单位的职业卫生档案中缺少职业病危害现状评价报告。⑦职业卫生档案中缺失定期向所在地安全生产监督管理部门报告职业病危害因素检测结果的文件。⑧职业卫生档案中缺失定期向所在地安全生产监督管理部门报告职业病危害现状评价结果的文件。

行政处罚方式：直接处罚（行政警告）、间接处罚（逾期不改正的处行政罚款）。

行政处罚幅度：《中华人民共和国职业病防治法》第七十条第（一）项、《工作场所职业卫生监督管理规定》第四十九条第（八）项：工作场所职业病危害因素检测、评价结果没有存档、上报的，由安全生产监督管理部门给予警告，责令限期改正；逾期不改正的，处10万元以下的罚款。

（三）职业病危害事故隐患排查治理情况应当如实记录，并向劳动者通报

用人单位应当建立健全职业病危害事故隐患排查治理制度，及时发现并消除职业病危害事故隐患。职业病危害事故隐患排查治理情况应当如实记录，并向劳动者通报。

法律依据：《广州市职业卫生监督管理规定》第二十条

引申标准规范文件：《广东省人民政府办公厅关于印发广东省生产安全事故隐患排查治理办法和广东省生产安全事故调查处理办法的通知》（粤府办〔2015〕55号）、《企业安全生产标准化基本规范》（GB/T 33000—2016）第5.5.3.2条。

监督检查方法：①查验职业卫生管理档案。②查验印发的职业病危害事故隐患排查治理制度的正式文件。③查验或者询问定期组织开展全面性、专业性的厂级、部门（车间）和班组职业卫生检查的记录资料。④查验或者询问职业病危害事故隐患排查和治理的信息台账，包括排查记录、治理过程形成的记录和相关

工作情况报告及会议纪要等正式文件。⑤查验或者询问向劳动者公布职业病危害事故隐患治理情况的记录情况。

执法文书负面表述：①未按照规定如实记录职业病危害事故隐患排查治理情况。②未按照规定向劳动者通报职业病危害事故隐患排查治理的情况。

常见违法事实特征：①未能提供有正式印发的职业病危害事故隐患排查治理制度文件。②未能提供有正式印发的专职负责隐患排查及整改工作人员的任免文件。③未如实记录对发现的职业病危害事故隐患及治理情况。④定期组织开展的厂级、部门（车间）和班组级的职业卫生检查分类不清晰，或者缺少应有分类检查记录。⑤对已排查发现的职业病危害事故隐患的治理未能实现闭合管理，缺失整改措施、责任、资金、时限和预案"五到位"内容。⑥未实施对完成的治理措施的结果进行验证和效果评估。⑦未按照规定每个月对本单位事故隐患排查治理情况进行统计、分析，并向所在县级负有安全生产监督管理职责的部门报送月度隐患排查治理工作情况。⑧职业病危害事故隐患排查治理信息档案未按照规定至少保存3年。⑨月度隐患排查治理工作情况未能做到可供公开查阅，未能在生产经营单位公开场所的醒目位置公示不少于30日，有关保密规定不能公开的除外。

行政处罚方式：直接处罚（行政罚款）、间接处罚（逾期不改正的实行行政罚款双罚制）。

行政处罚幅度：《广州市职业卫生监督管理规定》第三十八条：未将职业病危害事故隐患排查治理情况如实记录或者未向从业人员通报的，由安全生产监督管理部门责令限期改正，处以1万元以下的罚款；逾期未改正的，处以1万元以上3万元以下的罚款，对其直接负责的主管人员和其他直接责任人员处1 000元以上5 000元以下的罚款。

五、用人单位日常防护的检查要点

用人单位必须采用有效的职业病防护设施,并为劳动者提供个人使用的职业病防护用品(《中华人民共和国职业病防治法》第二十二条)。

(一)保证职业病防护设施有效

用人单位必须采用有效的职业病防护设施,并为劳动者提供个人使用的职业病防护用品。对职业病防护设备、应急救援设施和个人使用的职业病防护用品,用人单位应当进行经常性的维护、检修,定期检测其性能和效果,确保其处于正常状态,不得擅自拆除或者停止使用。

法律依据:《中华人民共和国职业病防治法》第十五条、第二十二条、第二十五条,《工作场所职业卫生监督管理规定》第十二条。

引申标准规范文件:《工业企业设计卫生标准》(GBZ 1—2010),《工作场所防止职业中毒卫生工程防护措施规范》(GBZ/T 194—2007),《用人单位职业病防治指南》(GBZ/T 225—2010)第4.7条,《企业安全生产标准化基本规范》(GB/T 33000—2016)第5.4.1.3条、第5.4.2条、第5.4.3.1条。

监督检查方法:①查验或者询问职业卫生管理档案中职业病防护设施的种类列表清单。②查验或者询问职业病防护措施产品质量检验合格证,以及相关采购合同、使用验收记录的管理档案。③查阅职业病危害因素定期检测结果。④查验建设项目职业病防护措施的控制效果评价报告。⑤查验或者询问指导劳动者正

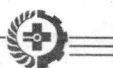

确使用职业病防护设施的培训记录。⑥查验或者询问职业病防护措施的日常运转记录和定期检查记录。⑦查验或者询问保障职业病防护设施有效运行的管理制度及相关措施。⑧查验或者询问职业病防护设施的维护、检修、检测记录。⑨可在作业现场查看职业病防护措施的是否正常运行的情况。

执法文书负面表述：①未按照规定提供职业病防护设施。②提供的职业病防护设施不符合国家职业卫生标准和卫生要求。③未按照规定对职业病防护设备进行维护、检修、检测。④未能保持职业病防护设施的正常运行、使用状态。⑤擅自拆除或者停止使用职业病防护设备。

常见违法事实特征：①未能提供职业病防护设施的种类列表清单。②未能提供职业病防护设施的产品质量检验合格证，以及相关采购合同、使用验收记录的管理档案。③提供的职业病防护设施不符合产品自身的质量标准和特定使用场所职业病防护要求。④未能提供保障职业病防护设施有效运行的管理制度及相关措施。⑤未能提供职业病防护设施的日常运转记录和定期检查记录或者相关记录信息不齐全。⑥未能提供职业病防护设施的维护、检修记录或者检测记录。⑦发现有擅自拆除或者停止使用职业病防护设施的情形。⑧职业病防护措施工程的设计与施工单位必须具备相应资质，禁止不具备法人资质的个人承揽此类工程设计与施工。⑨厂区未设置配套的更衣间、洗浴间、孕妇休息间等卫生设施。⑩在产生或者可能存在毒物或者可能存在酸碱等强腐蚀物质的工作场所没有设置冲洗设施。⑪接触重金属粉尘作业（如铅、锰等）无配套盥洗（浴室）设施。⑫对移动的扬尘和逸散毒物的作业，未按照规定与主体工程同时设计移动式轻便防尘和排毒设施。⑬对于高温、强热辐射作业，未按照规定根据工艺、供水和室内微小气候等条件采用有效的隔热措施。⑭有毒有害物质在被吸入排毒罩口的过程中，不得通过操作者的呼吸带。

⑮用于密闭毒物发生源的设备内未能保持有一定的排风量,并处于负压状态。⑯工程防护设施在投入使用时和在设备大修后,未能安排进行效果的鉴定。⑰产生剧毒物质车间的排风系统和一般车间的排风系统未按照规定分开。⑱工作场所粉尘、毒物的发生源未按照规定布置在工作地点的自然通风或者进风口的下风侧。⑲局部抽排风装置风口控制风速达不到设计要求。⑳排风罩形式设计不符合标准。㉑调漆房(调胶房)未按要求设置局部抽排风装置。㉒除尘器类型选择不符合现场除尘要求。㉓高频微波、工频作业岗位未设置隔离防护设施。㉔现场排尘净化设施过滤系统(元件)未及时清理,影响除尘效率。㉕有可燃性粉尘场所的除尘系统积尘严重,未及时清理。㉖通风、除尘、排毒设施的设计未遵循相应的防尘、防毒技术规范和规程要求的其他情形。

行政处罚方式:直接处罚(行政警告、行政罚款、情节严重的责令停止作业或者提请政府关闭)、间接处罚(逾期不改正的处行政罚款)。

行政处罚幅度:《中华人民共和国职业病防治法》第七十二条第(二)项、第(三)项,《工作场所职业卫生监督管理规定》第五十一条第(二)项和第(三)项:未提供职业病防护设施的,或者提供的职业病防护设施不符合国家职业卫生标准和卫生要求的,或者未按照规定对职业病防护设备进行维护、检修、检测,或者不能保持正常运行、使用状态的,由安全生产监督管理部门给予警告,责令限期改正;逾期不改正的,处5万元以上20万元以下的罚款;情节严重的,责令停止产生职业病危害的作业,或者提请有关人民政府按照国务院规定的权限责令关闭。

《中华人民共和国职业病防治法》第七十五条第(六)项、《工作场所职业卫生监督管理规定》第五十二条第(六)项:擅自拆除或者停止使用职业病防护设备的,由安全生产监督管理部门责令限期治理,并处5万元以上30万元以下的罚款;情节严重的,责令停止产生职业病危害的作业,或者提请有关人民政府按照国务院规定的权限责令关闭。

(二) 提供符合标准的个人职业病防护用品

用人单位应当为劳动者提供符合国家职业卫生标准的职业病防护用品,并督促、指导劳动者按照使用规则正确佩戴、使用,不得发放钱物替代发放职业病防护用品。用人单位应当对职业病防护用品进行经常性的维护、保养,确保防护用品有效,不得使用不符合国家职业卫生标准或者已经失效的职业病防护用品。

法律依据:《中华人民共和国职业病防治法》第二十二条、第二十五条,《工作场所职业卫生监督管理规定》第十六条,《广州市职业卫生监督管理规定》第十六条。

引申标准规范文件:《工业企业设计卫生标准》(GBZ 1—2010)、《用人单位劳动防护用品管理规范》(安监总厅安健〔2015〕124号、《工作场所防止职业中毒卫生工程防护措施规范》(GBZ/T 194—2007)、《有机溶剂作业场所个人职业病防护用品使用规范》(GBZ 195—2007)、《个体防护装备选用规范》(GB/T 11651—2008)、《个体防护装备配备基本要求》(GB/T 29510—2013)、《呼吸防护用品的选择、使用与维护》(GB/T 18664—2002)、《用人单位职业病防治指南》(GBZ/T 225—2010)第4.7条,《企业安全生产标准化基本规范》(GB/T 33000—2016)第5.4.1.3条、第5.4.2条、第5.4.3.1条。

监督检查方法:①查验职业卫生管理档案。②查验或者询问个人职业病防护用品的采购合同和采购计划。③查验或者询问个人职业病防护用品的采购发票、生产厂家生产许可证等记录资料。④查验或者询问经本单位的职业卫生管理机构或者职业卫生管理人员检查验收记录。⑤查验或者询问个人职业病防护用品的发放标准,以及领取记录、更换记录和维护、检修、检测记录。⑥查验劳动者正确使用、维护职业病防护用品的培训记录。⑦查验或者询问个人职业病防护用品的配备型号与工作岗位的职业病危害因素是否相符合。⑧可在工作场所现场查看职业病防护用品质量及使用情况,可询问若干名劳动者正确佩戴和使用职业病防护用品的具体情况。

执法文书负面表述:①未按照规定提供个人使用的职业病防护用品。②提供的个人使用的职业病防护用品不符合国家职业卫生标准和卫生要求。③未按照规定对个人使用的职业病防护用品进行维护、检修、检测。④未建立个人职业病防护用品采购、发放和使用登记建档制度。⑤购买的个人职业病防护用品未经本单位的职业卫生管理机构或者职业卫生管理人员检查验收。

常见违法事实特征:①未能提供个人职业病防护用品发放记录。②未建立个人职业病防护用品的采购、发放和使用登记建档制度。③以现金或者其他物品替代个人职业病防护用品。④采购的个人职业病防护用品无产品合格证。⑤个人职业病防护用品的发放记录缺少劳动者和发放人的签名确认。⑥未能提供组织劳动者正确使用个人职业病防护用品的培训记录。⑦采购的个人职业病防护用品未经职业卫生管理机构或者职业卫生管理人员检查验收。⑧未能提供个人职业病防护用品的维修记录或者检测记录。⑨提供给个人的职业病防护用品未能与其工作岗位的职业病危害因素相符合。⑩在作业现场发现有劳动者未能按照规定更换职业病防护用品。⑪接触有毒有害作业的劳动者未按照规定穿特殊质地或者式样的防护服。⑫接触局部作用强或者经皮中毒危险较大的物质,作业人员未戴相应质地的防护手套。⑬在毒物浓度过高或者空气中氧含量过低的特殊作业情况下,未按照规定采用隔离操作或者供换气式防毒面具。⑭对于接触粉尘、有毒、有害物质的劳动者,未能按照规定根据不同粉尘种类、粉尘浓度及游离二氧化硅含量和毒物的种类及浓度配备相应的空气呼吸器。⑮属于立即威胁生命和健康浓度（IDLH）环境，未按照规定必须使用正压式全面罩空气呼吸器。⑯个人职业病防护用品的使用期限超出国家规定的或者本单位规定的发放周期，未能确保个人职业病防护用品合适有效。⑰接触噪声的劳动者，当暴露于 80 dB≤$L_{EX,8h}$<85 dB 的工作场所时，未能按照规定根据劳动者需求为其配备适用的护听器；当暴露于 $L_{EX,8h}$≥85 dB 的工作场所时，用人单位必须为劳动者配备适用的护听器。⑱在可能发生急性职业损伤的有毒、有害工作场所，未能按照规定配备应急劳动防护用品，未放置于现场临近位置并有醒目标识。⑲对于安全帽、呼吸器、绝缘手套等安全性能要求高、易损耗的劳动防护用品，未能按照有效防护功能最低指标和有效使用期，实行到期强制报废。⑳有机溶剂作业人员防毒面罩配置的滤毒罐与防护类型不匹配。㉑粉尘作业人员佩戴纱布口罩或卫生口罩，未配备防尘面罩。㉒随弃式防尘口罩和泡棉降噪耳塞更换周期明显超出损耗寿命，如半个月以上。

行政处罚方式：直接处罚（行政警告、行政罚款、情节严重的责令停止作业或者提请政府关闭）、间接处罚（逾期不改正的处行政罚款）。

行政处罚幅度：《中华人民共和国职业病防治法》第七十二条第（二）项、第（三）项，《工作场所职业卫生监督管理规定》第五十一条第（二）项、第（三）项：未提供个人职业病防护用品、提供不符合标准要求或者未进行维护检修检测的，由安全生产监督管理部门给予警告，责令限期改正；逾期不改正的，处 5 万元以上 20 万元以下的罚款；情节严重的，责令停止产生职业病危害的作业，或者提请有关人民政府按照国务院规定的权限责令关闭。

《广州市职业卫生监督管理规定》第三十七条：未建立个人

职业病防护用品采购、发放和使用登记建档制度，或者购买的个人职业病防护用品未经本单位的职业卫生管理机构或者职业卫生管理人员检查验收的，由安全生产监督管理部门责令限期改正，处以2万元以上5万元以下的罚款。

（三）指导、督促劳动者做好个人职业病防护

用人单位应当对劳动者进行上岗前的职业卫生培训和在岗期间的定期职业卫生培训，普及职业卫生知识，督促劳动者遵守职业病防治法律、法规、规章和操作规程，指导劳动者正确使用职业病防护设备和个人使用的职业病防护用品。

法律依据：《中华人民共和国职业病防治法》第三十四条、《工作场所职业卫生监督管理规定》第十六条、《广州市职业卫生监督管理规定》第十六条。

引申标准规范文件：《工业企业设计卫生标准》（GBZ 1—2010）、《用人单位劳动防护用品管理规范》（安监总厅安健〔2015〕124号）、《工作场所防止职业中毒卫生工程防护措施规范》（GBZ/T 194—2007）、《有机溶剂作业场所个人职业病防护用品使用规范》（GBZ 195—2007）、《个体防护装备选用规范》（GB/T 11651—2008）、《个体防护装备配备基本要求》（GB/T 29510—2013）、《呼吸防护用品的选择、使用与维护》（GB/T 18664—2002）、《用人单位职业病防治指南》（GBZ/T 225—2010）第4.7条、《企业安全生产标准化基本规范》（GB/T 33000—2016）第5.4.1.3条、第5.4.2条、第5.4.3.1条。

监督检查方法：①查验职业卫生管理档案。②查验或者询问经本单位的职业卫生管理机构或者职业卫生管理人员检查验收记录。③查验或者询问个人职业病防护用品的发放领取记录、更换记录和维护记录。④查验或者询问指导劳动者正确使用职业病防

护设施的培训记录、日常检查记录。⑤查验或者询问个人职业病防护用品的配备型号与工作岗位的职业病危害因素是否相符合。⑥可在工作场所现场检查职业病防护用品质量及使用情况,可询问若干名劳动者正确佩戴和使用职业病防护用品的具体情况。

执法文书负面表述:①未按照规定对劳动者个人职业病防护采取指导措施。②未按照规定对劳动者个人职业病防护采取督促措施。③未按照规定指导和监督劳动者正确使用个人职业病防护用品。

常见违法事实特征:①未能提供指导劳动者正确使用职业病防护设施的培训记录。②未指定专人负责指导、检查、督促劳动者正确使用职业病防护设施。③未能提供督促劳动者正确使用职业病防护设施的检查计划和定期检查记录。④在工作场所检查发现劳动者违规使用个人职业病防护用品。

行政处罚方式:直接处罚(行政警告、行政罚款)、间接处罚(逾期不改正的处行政罚款)。

行政处罚幅度:《中华人民共和国职业病防治法》第七十条第(四)项、《工作场所职业卫生监督管理规定》第四十九条第(七)项:未对劳动者个人职业病防护采取指导、督促措施的,由安全生产监督管理部门给予警告,责令限期改正;逾期不改正的,处10万元以下的罚款。

《广州市职业卫生监督管理规定》第三十七条:未指导和监督劳动者正确使用个人职业病防护用品的,由安全生产监督管理部门责令限期改正,处以2万元以上5万元以下的罚款。

(四) 做好特殊工作场所的职业病防护

对可能发生急性职业损伤的有毒、有害工作场所,用人单位应当设置报警装置,配置现场急救用品、冲洗设备、应急撤离通道和必要的泄险区。对放射工作场所和放射性同位素的运输、贮存，用人单位必须配置防护设备和报警装置，保证接触放射线的工作人员佩戴个人剂量计。

法律依据：《中华人民共和国职业病防治法》第二十五条、《工作场所职业卫生监督管理规定》第十七条、《工贸企业有限空间作业安全管理与监督暂行规定》。

引申标准规范文件：《密闭空间作业职业危害防护规范》（GBZ/T 205—2007）、《关于开展工贸企业有限空间作业条件确认工作的通知》（安监总厅管四〔2014〕37号）、《用人单位职业病防治指南》（GBZ/T 225—2010）第4.3.7条、第4.3.8条、第5.3.3条、第5.3.4条、第5.4.3条、《企业安全生产标准化基本规范》（GB/T 33000—2016）第5.4.2.1条、第5.4.3.1条。

监督检查方法：①查验职业卫生管理档案。②查验职业病防护措施的效果评价报告或者职业病危害现状评价报告。③查验或者询问特殊工作场所现场的自动检测报警装置、急救用品、冲洗设备等应急救援设施的设置情况。④查验或者询问指导劳动者正确使用应急救援设施的培训记录。⑤查验或者询问应急救援设施的日常运转记录和定期检查记录。⑥查验或者询问放射工作场所防护设备和报警装置的配置情况及接触放射线的工作人员个人剂量计的配备情况。⑦查验或者询问保障应急救援设施有效运行的管理制度及相关措施。⑧查验或者询问应急救援设施的维护、检修、检测记录。⑨可在作业现场查看应急救援设施是否正常运行的情况。

执法文书负面表述：①未按照规定在有可能发生急性职业损伤的工作场所设置自动检测报警装置。②未按照规定在有可能发生急性职业损伤的工作场所配置现场急救用品、冲洗设备、应急撤离通道和必要的泄险区等应急设施。③未按照规定为接触放射线的工作人员配备个人剂量计。④未按照规定在放射工作场所配置防护设备和报警装置。⑤未按照规定对应急救援设施进行维护、检修、检测。⑥未按照规定保持应急救援设施的正常运行、使用状态。⑦擅自拆除或者停止使用应急救援设施。

常见违法事实特征：①在有可能发生急性职业中毒的工作场所，未设置自动检测报警装置，或者未能提供应急救援设施的种类列表清单。②未能提供应急救援设施的产品质量检验合格证，以及相关采购合同、使用验收记录的管理档案。③提供的应急救援设施不符合产品自身的质量标准和特定使用场所职业病防护要求。④未能提供保障应急救援设施有效运行的管理制度及相关措施。⑤未能提供应急救援设施的日常运转记录和定期检查记录或者相关记录信息不齐全。⑥未能提供职业病防护设施的维护、检修和检测记录。⑦未能提供配置的现场急救用品、冲洗设备的采购清单及实物。⑧喷淋洗眼装置的设置不规范，服务半径超过15 m。⑨洗眼器安装位置与存在风险的操作点不在同一平面，救援路径上存在明显高差（如楼梯）或者有障碍物阻碍。⑩洗眼器维护不到位导致供应洗淋水明显不符合水质要求（如生锈水）。⑪工作场所有毒气体检测报警装置设置地点不符合规定。⑫工作场所有毒气体检测报警装置与有毒气体释放点距离不符合规范。⑬未按要求安装事故通风装置以及与事故排风系统相连锁的泄漏自动报警装置。⑭未能在有可能发生急性职业中毒的工作场所配置应急撤离通道，或者应急撤离通道不畅通。⑮未能在有可能发生急性职业中毒的工作场所配置必要的泄险区。⑯贮存酸、碱及高危液体物质贮罐区周围未按要求设置泄险沟（堰）。⑰发现有擅自拆除或者停止使用应急救援设施的情形。⑱对放射工作场所和放射性同位素的运输、贮存，未按照规定配置防护设备和报警装置。⑲发现接触放射线的工作人员没有按照规定佩戴个人剂量计。

行政处罚方式：直接处罚（行政警告、行政罚款、情节严重

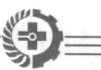

的责令停止作业或者提请政府关闭)、间接处罚(逾期不改正的处行政罚款)。

行政处罚幅度:《中华人民共和国职业病防治法》第七十二条第(三)项、《工作场所职业卫生监督管理规定》第五十一条第(三)项:未按照规定对应急救援设施进行维护、检修、检测或者未按照规定保持应急救援设施的正常运行、使用状态的,由安全生产监督管理部门给予警告,责令限期改正;逾期不改正的,处5万元以上20万元以下的罚款;情节严重的,责令停止产生职业病危害的作业,或者提请有关人民政府按照国务院规定的权限责令关闭。

《中华人民共和国职业病防治法》第七十五条第(三)项、第(六)项,《工作场所职业卫生监督管理规定》第五十二条第(三)项、第(六)项:未设置、配置应急救援设施或者擅自拆除、停止使用应急救援设施的,由安全生产监督管理部门责令限期治理,并处5万元以上30万元以下的罚款;情节严重的,责令停止产生职业病危害的作业,或者提请有关人民政府按照国务院规定的权限责令关闭。

(五) 做好高温工作场所的职业病防护

用人单位应当建立、健全防暑降温工作制度,采取有效措施,加强高温作业、高温天气作业劳动保护工作,确保劳动者身体健康和生命安全。

法律依据:《中华人民共和国职业病防治法》第十五条、《中华人民共和国劳动法》第五十四条、《广东省高温天气劳动保护办法》第六条。

引申标准规范文件:《工业企业设计卫生标准》(GBZ 1—2010)、《工作场所有害因素职业接触限值第2部分:物理因素》

(GBZ 2.2)、《工作场所职业病危害作业分级第 3 部分：高温》(GBZ/T 229.3)、《关于印发防暑降温措施管理办法的通知》(安监总安健〔2012〕89 号)、《广东省关于高温津贴发放的管理办法》(粤人社发〔2012〕117 号)。

监督检查方法：①查验存在高温职业病危害的用人单位职业健康监护管理档案、劳动者个人职业健康监护档案，重点查阅或者询问在高温天气来临之前对高温天气作业的劳动者进行健康检查的情况。②查验或者询问存在高温职业病危害的用人单位印发高温中暑应急预案的正式文件，以及定期进行应急救援演习的信息记录情况。③查验或者询问为从事高温作业和高温天气作业的劳动者数量及作业条件等记录情况，以及配备应急救援人员和足量的急救药品的情况。④查验或者询问存在高温职业病危害的用人单位实施的由专人负责的高温日常监测和委托职业卫生技术服务机构进行定期检测的报告结果。⑤查验或者询问为高温作业、高温天气作业的劳动者供给足够的、符合卫生标准的防暑降温饮料及必需的药品的采购记录和发放记录。⑥查验或者询问高温岗位津贴的发放标准和劳动者签收记录。⑦可在作业现场询问若干名高温岗位劳动者的健康检查、工作时间、享受高温津贴等具体情况。

执法文书负面表述：①在高温季节，未按照规定合理安排劳动者室外露天作业的连续作业时间。②未按照规定在高温天气来临之前，对高温天气作业的劳动者进行职业健康检查。③未按照规定将不适合高温作业环境的劳动者调离高温作业岗位。④在生产劳动过程中，高温作业的 WBGT 指数超过国家职业卫生标准。⑤违反规定安排怀孕女职工和未成年工在 35 ℃以上的高温天气期间从事室外露天作业及温度在 33 ℃以上的工作场所作业。⑥在高温天气，因停止工作、缩短工作时间而违法扣除或降低劳动者工资。⑦未按照规定为高温作业、高温天气作业的劳动者提

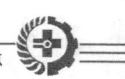

供防暑降温饮料及必需的药品。⑧未按照规定发放高温岗位津贴。⑨未按照规定在高温工作环境设立休息场所并配备座椅、保持通风良好或者配备空调等防暑降温设施。⑩未依法制定高温中暑应急预案,配备应急救援人员和足量的急救药品。⑪未依法定期进行高温中暑应急预案的应急救援演习。

常见违法事实特征:①未能提供在高温季节合理安排劳动者室外露天连续作业时间的证明资料。②未能提供在高温天气来临之前,对高温天气作业的劳动者进行了职业健康检查的证明资料。③在生产劳动过程中,工作地点平均 WBGT 指数(湿球黑球温度)超过国家职业卫生接触限值。④未能提供已将不适合高温作业环境的劳动者调离高温作业岗位的证明。⑤发现有存在安排怀孕女职工和未成年工在 35 ℃ 以上的高温天气期间从事室外露天作业及温度在 33 ℃ 以上的工作场所作业的证据。⑥发现在高温天气因停止工作、缩短工作时间而违法扣除或降低劳动者工资的工资发放记录。⑦发现有未为高温作业、高温天气作业的劳动者提供足够的、符合卫生标准的防暑降温饮料及必需药品的证据或者未能提供发放防暑降温饮料及必需药品的劳动者签收记录。⑧发现存在以发放钱物替代提供防暑降温饮料的行为。⑨未能提供为高温作业、高温天气作业的劳动者发放高温岗位津贴的台账记录。⑩发现存在以防暑降温饮料充抵高温津贴的现象。⑪发现有未在高温工作环境设立休息场所的行为,或者未按照国家标准落实通风、降温、隔热等防暑降温措施等防暑降温设施。⑫未能提供所印发的高温中暑应急预案的正式文件或者在印发文件中未明确发文主体、生效日期落款和单位签章等关键要素。⑬未能提供定期(每年一次)进行高温中暑应急预案应急救援演习的记录。

行政处罚方式:直接处罚(行政警告、行政罚款、情节严重的责令停止作业或者提请政府关闭)、间接处罚(逾期不改正的处行政罚款)。

行政处罚幅度:《中华人民共和国职业病防治法》第七十二条第(一)项、第(二)项:高温作业强度超过国家职业卫生标准的、未提供防暑降温措施或者提供不符合标准要求的,由安全生产监督管理部门给予警告,责令限期改正;逾期不改正的,处5万元以上20万元以下的罚款;情节严重的,责令停止产生职业病危害的作业,或者提请有关人民政府按照国务院规定的权限责令关闭。

《中华人民共和国职业病防治法》第七十五条第(七)项、《工作场所职业卫生监督管理规定》第五十二条第(七)项:安排未经职业健康检查的劳动者、有职业禁忌的劳动者、未成年工或者孕期、哺乳期女职工从事高温作业的,由安全生产监督管理部门责令限期治理,并处5万元以上30万以下的罚款;情节严重的,责令停止产生职业病危害的作业,或者提请有关人民政府按照国务院规定的权限责令关闭。

《中华人民共和国劳动法》第九十条:违反规定延长劳动者工作时间的,由劳动行政部门给予警告,责令改正,并可以处以罚款。

《中华人民共和国劳动法》第九十一条:克扣或者无故拖欠劳动者工资的,由劳动行政部门责令支付劳动者的工资报酬、经济补偿,并可以责令支付赔偿金。

《广东省高温天气劳动保护办法》第二十一条:未向劳动者发放高温津贴的,由县级以上人力资源社会保障主管部门责令限期改正,给予补发;逾期未改正的,处2 000元以上1万元以下罚款。

《广东省高温天气劳动保护办法》第二十二条:未提供清凉饮料的,由县级以上人力资源社会保障主管部门责令改正;逾期未改正的,处500元以上2 000元以下罚款。

六、用人单位职业病危害源头控制的检查要点

用人单位应当依照法律、法规要求,严格遵守国家职业卫生标准,落实职业病预防措施,从源头上控制和消除职业病危害(《中华人民共和国职业病防治法》第十四条)。

(一)提供符合要求的工作场所

产生职业病危害的用人单位的工作场所应当符合下列职业卫生要求:职业病危害因素的强度或者浓度符合国家职业卫生标准;有与职业病危害防护相适应的设施;生产布局合理,符合有害与无害作业分开的原则;高毒工作场所与其他工作场所隔离;有配套的更衣间、洗浴间、孕妇休息间等卫生设施;设备、工具、用具等设施符合保护劳动者生理、心理健康的要求。

法律依据:《中华人民共和国职业病防治法》第十五条、《使用有毒物品作业场所劳动保护条例》第十一条、《工作场所职业卫生监督管理规定》第十二条。

引申标准规范文件:《卫生部关于印发〈高毒物品目录〉的通知》(卫法监发〔2003〕142号)、《工业企业设计卫生标准》(GBZ 1—2010)、《工作场所有害因素职业接触限值 第1部分:化学有害因素》(GBZ 2.1—2007)、《工作场所有害因素职业接触限值 第2部分:物理因素》(GBZ 2.2—2007)、《用人单位职业病危害因素定期检测管理规范》(安监总厅安健〔2015〕16号)、《用人单位职业病防治指南》(GBZ/T 225—2010)第4.4条、《企业安全生产标准化基本规范》(GB/T 33000—2016)第5.4.3.1条。

监督检查方法：①查验职业病危害因素监测与检测评价档案，查阅有毒有害物质清单。②查验职业病危害因素定期检测结果报告单。③查验建设项目职业卫生"三同时"档案，检查建设项目职业病防护措施的控制效果评价报告。④查阅职业病危害现状评价报告。⑤可采用政府购买服务的方式，委托有资质的技术服务机构实施监督监测。⑥对照有毒有害物质清单和《高毒物品目录》，现场查看用人单位生产布局情况或者聘请职业卫生专家研判工作场所生产布局的合理性和合法性。⑦查验或者询问工作场所职业病危害因素治理的整改措施、整改效果的情况记录。

执法文书负面表述：①工作场所职业病危害因素的强度超过国家职业卫生标准。②工作场所职业病危害因素的浓度超过国家职业卫生标准。③未按照规定实行有害作业与无害作业分开。④未按照规定实行使用有毒物品工作场所与生活场所分开。⑤未按照规定实行高毒工作场所与其他作业场所隔离。⑥工作场所职业病危害因素经治理仍然达不到国家职业卫生标准和卫生要求时，未停止存在职业病危害因素的作业。

常见违法事实特征：①发现定期检测报告、控制效果评价报告或者现状评价报告中职业病危害因素的浓度超过《工作场所有害因素职业接触限值 第1部分：化学有害因素》的接触限值标准。②发现定期检测报告、控制效果评价报告或者现状评价报告中职业病危害因素的强度超过《工作场所有害因素职业接触限值 第2部分：物理因素》的接触限值标准。③通过实施监督监测，确定工作场所职业病危害因素的浓度超过《工作场所有害因素职业接触限值 第1部分：化学有害因素》的接触限值标准。④通过实施监督监测，确定工作场所职业病危害因素的强度超过《工作场所有害因素职业接触限值 第2部分：物理因素》的接触限值标准。⑤发现生产布局不合理，未实行有害作业与无害作业分开的规定。⑥噪声与非噪声作业工序未分开并加以隔离，或者噪声作业休息区未设置隔音措施。⑦发现生产布局不合理，未实行有毒与无毒作业工序分开。⑧发现生产布局不合理，未实行使用有毒物品工作场所与生活场所分开的规定。⑨发现生产布局不合理，未实行高毒作业场所与其他作业场所有效隔离的规定。⑩高毒作业场所没有在车间配备沐浴间或者没有安全的流动水。⑪高毒作业场所没有设置更衣室，没有设置闭锁式衣柜。⑫高毒作业场所没有配置物品存放专用间，使用的工作服、工作鞋帽等物品没有存放在高毒作业区域内，或者违规穿戴到非高毒作业区域。⑬错误的气流组织导致挥发性化学品操作区的有毒气体影响下游洁净工作区域。⑭挥发性化学品容器敞开随意放置。⑮产生高毒物品车间的排风系统和一般车间的排风系统未分开，进风口与排风口位置未保持一定的距离。⑯产生高毒危害车间的排风系统和一般车间的排风系统未有效分开，进风口与排风口位置没有保持一定的距离。⑰从事使用高毒物品作业的场所，未采用密闭的方法防止毒物逸散。在高毒物品发生源密闭不严或者不能密闭场所，未安装通风排毒设施并维持负压操作。⑱进入存在高毒物品的设备、容器或者有限空间，未按规定事先采取送风、监测等措施以保持良好通风状态，或未设置现场监护人和现场救援设备的措施。⑲发现工作场所职业病危害因素经治理仍然达不到国家职业卫生标准和卫生要求时，未停止存在职业病危害因素的作业。

行政处罚方式：直接处罚（行政警告、可并处行政罚款、情节严重的责令停止作业或者提请政府关闭）、间接处罚（逾期不改正的处行政罚款）。

行政处罚幅度：《中华人民共和国职业病防治法》第七十二条第（一）项、第（五）项，《工作场所职业卫生监督管理规定》第五十一条第（一）项、第（五）项：职业病危害因素强度或者浓度超标的或者治理达不到标准而未停止作业的，由安全生产监督管理部门给予警告，责令限期改正；逾期不改正的，处

5万元以上20万元以下的罚款；情节严重的，责令停止产生职业病危害的作业，或者提请有关人民政府按照国务院规定的权限责令关闭。

《使用有毒物品作业场所劳动保护条例》第六十六条第（三）项：高毒作业场所未与其他作业场所有效隔离的，由安全生产监督管理部门给予警告，责令限期改正；逾期不改正的，处5 000元以上2万元以下的罚款；逾期不改正的，责令停止使用有毒物品作业，或者提请有关人民政府按照国务院规定的权限予以关闭。

《工作场所职业卫生监督管理规定》第四十八条第（一）项：有害作业未与无害作业分开或者工作场所未与生活场所分开的，由安全生产监督管理部门给予警告，责令限期改正，可以并处5 000元以上2万元以下的罚款。

（二）依法开展建设项目职业病防护设施"三同时"工作

建设项目职业病防护设施必须与主体工程同时设计、同时施工、同时投入生产和使用。职业病防护设施，是指消除或者降低工作场所的职业病危害因素的浓度或者强度，预防和减少职业病危害因素对劳动者健康的损害或者影响，保护劳动者健康的设备、设施、装置、构（建）筑物等的总称。

法律依据：《中华人民共和国职业病防治法》第十七条、第十八条，《建设项目职业病防护设施"三同时"监督管理办法》第三条、第四条，《工作场所职业卫生监督管理规定》第十四条。

引申标准规范文件：《国家安全生产监督管理总局办公厅关于贯彻落实〈建设项目职业病防护设施"三同时"监督管理办法〉的通知》（安监总厅安健〔2017〕37号）、《关于进一步加强建设项目职业卫生"三同时"监管工作的通知》（安健函〔2016〕30号）、《关于公布建设项目职业病危害风险分类管理目录（2012年版）的通知》（安监总安健〔2012〕73号）、《建设项目职业病预评价技术导则》（GBZ/T 196—2007）、《建设项目职业病危害控制效果评价技术导则》（GBZ/T 197—2007）、《职业病危害评价通则》（GBZ/T 277—2016）。

监督检查方法：①查验建设项目职业卫生"三同时"档案。②查验职业卫生管理档案，重点检查12项职业病危害防治管理措施。③查验市、区县发展改革、工业和信息化行政管理部门立项审批、核准或备案文件。④查验或者询问通过公告栏、网站等方式及时公布建设项目"三同时"等信息公开情况。⑤查验或者询问建设项目职业病危害预评价报告及其分类组织评审意见的情况。⑥查验或者询问建设项目职业病危害预评价工作过程形成书面报告备查的情况。⑦查验或者询问建设项目职业病防护设施设计及其分类组织评审意见的情况。⑧查验或者询问建设项目职业病防护设施设计工作过程形成书面报告备查的情况。⑨查验建设项目职业病危害控制效果评价报告。⑩查验或者询问建设项目职业病防护设施编制验收方案，并在验收前20日书面报告有管辖权的安全监管部门的情况。⑪查验或者询问建设项目职业病防护设施分类组织评审验收及验收工作过程形成书面报告备查的情况（危害严重的建设项目应当书面报告有管辖权的安全监管部门）。⑫查验或者询问按照评审与验收意见对职业病危害控制效果评价报告和职业病防护设施进行整改完善的情况。⑬现场查看建设项目职业病防护措施的运行情况或者聘请职业卫生专家研判工作场所职业病防护措施的合理性、合规性和合法性。

执法文书负面表述：①未按照规定进行职业病危害预评价。②建设项目的职业病防护设施未按照规定与主体工程同时设计、同时施工、同时投入生产和使用。③建设项目的职业病防护设施

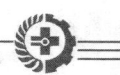

设计不符合国家职业卫生标准和卫生要求。④未按照规定对职业病防护设施进行职业病危害控制效果评价。⑤建设项目竣工投入生产和使用前，职业病防护设施未按照规定验收合格。⑥未按照规定对职业病危害预评价报告进行评审。⑦未按照规定对职业病防护设施设计进行评审。⑧未按照规定对职业病危害控制效果评价报告进行评审。⑨未按照规定组织职业病防护设施验收。⑩职业病危害预评价工作过程未形成书面报告备查。⑪职业病防护设施设计工作过程未形成书面报告备查。⑫职业病危害控制效果评价或者职业病防护设施验收工作过程未形成书面报告备查。⑬建设项目的生产规模、工艺等发生变更导致职业病危害风险发生重大变化的，建设单位对变更内容未重新进行职业病危害预评价和评审，或者未重新进行职业病防护设施设计和评审的。⑭需要试运行的职业病防护设施未与主体工程同时试运行。⑮未按照规定公布建设项目"三同时"信息的。⑯在职业病危害预评价报告、职业病防护设施设计、职业病危害控制效果评价报告编制、评审以及职业病防护设施验收等过程中弄虚作假。⑰未按照规定及时、如实报告建设项目职业病防护设施验收方案。⑱职业病危害严重建设项目未提交职业病危害控制效果评价与职业病防护设施验收的书面报告。

常见违法事实特征： ①未能提供建设项目职业卫生"三同时"档案。②建设项目职业卫生"三同时"档案内容缺失不全。③未能提供与立项审批、核准或备案文件内容相匹配的建设项目职业卫生"三同时"档案。④新建、改建、扩建、技术引进、技术改造项目未按照规定进行职业病危害预评价或者未能提供职业病危害预评价报告。⑤未按照规定将建设项目的职业病防护设施所需费用纳入建设项目工程预算，并与主体工程同时设计，同时施工，同时投入生产和使用。⑥未能提供组织评审职业病危害预评价报告的档案资料或者评审的过程违反《建设项目职业病防

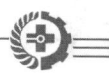

第一部分 用人单位职业病危害防治管理的检查要点

护设施"三同时"监督管理办法》第十二条的规定。⑦职业病危害预评价报告存在《建设项目职业病防护设施"三同时"监督管理办法》第十三条所列举的情形。⑧未能提供职业病危害预评价工作过程所形成书面报告。⑨未能提供组织评审职业病防护设施设计的档案资料或者评审的过程违反《建设项目职业病防护设施"三同时"监督管理办法》第十七条的规定。⑩建设项目的职业病防护设施设计不符合国家职业卫生标准和卫生要求。⑪建设项目的职业病防护设施设计存在《建设项目职业病防护设施"三同时"监督管理办法》第十八条所列举的情形。⑫未能提供职业病防护设施设计工作过程所形成书面报告。⑬未能提供组织评审职业病危害控制效果评价报告的档案资料或者评审的过程违反《建设项目职业病防护设施"三同时"监督管理办法》第二十六条的规定。⑭建设项目的职业病防护设施评审或者验收存在《建设项目职业病防护设施"三同时"监督管理办法》第二十七条所列举的情形。⑮未能提供职业病危害控制效果评价或者职业病防护设施验收工作过程所形成书面报告。⑯建设项目在总体竣工验收前,建设单位未进行职业病危害控制效果评价或者未能提供职业病危害控制效果评价报告。⑰建设项目的职业病防护设施未由建设单位组织验收,并经验收合格后才投入生产和使用。⑱职业病危害控制效果评价报告的验收过程违反《建设项目职业病防护设施"三同时"监督管理办法》第二十六条的规定。⑲建设项目的生产规模、工艺等发生变更导致职业病危害风险发生重大变化的,建设单位对变更内容未重新进行职业病危害预评价和评审,或者未重新进行职业病防护设施设计和评审的。⑳在工作场所发现需要试运行的职业病防护设施未与主体工程同时试运行。㉑在本单位的公告栏、网站等方式,未见及时公布建设项目职业病危害预评价、职业病防护设施设计、职业病危害控制效果评价的承担单位、评价结论、评审时间及评审意见,以及职业

· 49 ·

病防护设施验收时间、验收方案和验收意见等信息。㉒发现在职业病危害预评价报告、职业病防护设施设计、职业病危害控制效果评价报告编制、评审以及职业病防护设施验收等过程中有弄虚作假行为的证据。㉓未能提供及时、如实报告建设项目职业病防护设施验收方案的档案资料。㉔未能提供向有管辖权的安全监管部门书面报告职业病危害严重建设项目职业病危害控制效果评价与职业病防护设施验收的文件资料。㉕未能提供按照评审与验收意见对职业病危害控制效果评价报告和职业病防护设施进行整改完善的记录资料或者整改完善事项未全部落实。

行政处罚方式：直接处罚（行政警告、可并处行政罚款、情节严重的责令停止作业或者提请政府关闭）、间接处罚（逾期不改正的处行政罚款）。

行政处罚幅度：《中华人民共和国职业病防治法》第六十九条、《建设项目职业病防护设施"三同时"监督管理办法》（国家安全生产监督管理总局令第90号）第三十九条：未进行预评价、未执行"三同时"、设计不合规、未进行控评或者未验收合格的，由安全生产监督管理部门给予警告，责令限期改正；逾期不改正的，处10万元以上50万元以下的罚款；情节严重的，责令停止产生职业病危害的作业，或者提请有关人民政府按照国务院规定的权限责令停建、关闭。

《建设项目职业病防护设施"三同时"监督管理办法》（国家安全生产监督管理总局令第90号）第四十条：未组织评审或者验收、未重新做预评价或设计、未形成书面报告备查、职业病防护设施未同时试运行、未公开信息的，由安全生产监督管理部门给予警告，责令限期改正；逾期不改正的，处5 000元以上3万元以下的罚款。

《建设项目职业病防护设施"三同时"监督管理办法》（国家安全生产监督管理总局令第90号）第四十一条："三同时"

过程弄虚作假的，由安全生产监督管理部门给予警告，可以并处5 000元以上3万元以下的罚款。

《建设项目职业病防护设施"三同时"监督管理办法》（国家安全生产监督管理总局令第90号）第四十二条：未报告验收方案，或者危害严重建设项目未提交控评与验收书面报告的，由安全生产监督管理部门给予警告，可以并处5 000元以上3万元以下的罚款。

（三）不得隐瞒有职业病危害的技术工艺设备材料

优先采用有利于防止职业病和保护劳动者健康的新技术、新工艺、新设备、新材料，逐步替代职业病危害严重的技术、工艺、设备、材料。不得隐瞒有职业病危害的技术、工艺、设备、材料。

法律依据：《中华人民共和国职业病防治法》第二十三条、第三十二条，《工作场所职业卫生监督管理规定》第二十七条、第二十八条。

引申标准规范文件：《工业企业设计卫生标准》（GBZ 1—2010），《工作场所防治职业中毒卫生工程防护措施规范》（GBZ/T 194—2007），《用人单位职业病防治指南》（GBZ/T 225—2010）第4.3.1条，《企业安全生产标准化基本规范》（GB/T 33000—2016）第5.2.3条、第5.4.3.2条。

监督检查方法：①查验职业卫生管理档案和职业卫生宣传培训档案。②查验建设项目职业卫生"三同时"管理档案。③查验或者询问职业病危害项目申报情况。④查验或者询问职业病危害因素的定期检测报告、技术评价报告或者职业病防护设施设计专篇。⑤查验或者询问生产原材料和辅料的采购清单。⑥查验或者询问生产工艺和设备的清单及相关产品质量检验合格证。⑦查验或者询问生产工艺和设备现场整改台账。⑧查验或者询问职业病危害告知信息资料，是否采取合同方式、教育培训、告知栏等形式告诉劳动者。⑨现场查看产生职业病危害的技术、工艺、设备、材料的使用情况或者聘请职业卫生专家研判产生职业病危害的技术、工艺、设备、材料的合规性和合法性。⑩采用政府购买服务方式，委托技术服务机构实施监督监测，判定生产技术、工艺、设备、材料是否产生职业病危害。

执法文书负面表述：①隐瞒生产技术所产生的职业病危害而采用。②隐瞒生产工艺所产生的职业病危害而采用。③隐瞒生产设备所产生的职业病危害而采用。④隐瞒生产材料所产生的职业病危害而采用。

常见违法事实特征：①未识别产生职业病危害因素的生产技术、工艺、设备、材料而采用。②故意不申报生产技术、工艺、设备、材料所产生职业病危害因素而采用。③知道或者应当知道采用的生产技术、工艺、设备、材料产生职业病危害而未列入职业病危害因素的定期检测范围。④与职业卫生技术服务机构串通，不在职业病危害因素定期检测报告中记录已检测出的生产技术、工艺、设备、材料所产生的职业病危害。

行政处罚方式：直接处罚（处行政罚款、情节严重的责令停止作业或者提请政府关闭）。

行政处罚幅度：《中华人民共和国职业病防治法》第七十五条第（一）项、《工作场所职业卫生监督管理规定》第五十二条第（一）项：隐瞒技术、工艺、设备、材料所产生的职业病危害而采用的，由安全生产监督管理部门责令限期治理，并处 5 万元以上 30 万元以下的罚款；情节严重的，责令停止产生职业病危害的作业，或者提请有关人民政府按照国务院规定的权限责令关闭。

（四）不使用国家禁止的可能产生职业病危害的设备或材料

任何单位和个人不得生产、经营、进口和使用国家明令禁止使用的可能产生职业病危害的设备或者材料。

法律依据：《中华人民共和国职业病防治法》第三十条、《工作场所职业卫生监督管理规定》第二十五条。

引申标准规范文件：《关于印发淘汰落后安全技术装备目录（2015年第一批）的通知》（安监总科技〔2015〕75号），《关于印发淘汰落后安全技术工艺、设备目录（2016年）的通知》（安监总科技〔2016〕137号），《用人单位职业病防治指南》（GBZ/T 225—2010）第4.3.2条、第4.3.3条，《中国禁止或严格限制的有毒化学品目录（第一批）》，《中国禁止或严格限制的有毒化学品目录（第二批）》，《鞋和箱包用胶粘剂》（GB 19340—2014）。

监督检查方法：①查验职业病危害因素监测与检测评价档案。②查验生产设备清单与生产原材料和辅料的采购清单。③查验生产工艺流程、中间产品、半成品、成品的情况。④查验生产设备的产品质量检验合格证。⑤查验或者询问技术评价报告或者职业病防护设施设计专篇。⑥查验或者询问生产设备现场整改台账。⑦现场查看产生职业病危害的生产设备、生产材料的使用情况或者聘请职业卫生专家研判产生职业病危害的生产设备、生产材料的合规性和合法性。⑧采用政府购买服务方式，委托技术服务机构实施监督监测，判定生产设备、生产材料是否产生职业病危害。

执法文书负面表述：①违法使用国家明令禁止使用的可能产生职业病危害的设备。②违法使用国家明令禁止使用的可能产生职业病危害的材料。

常见违法事实特征：①在工作场所发现有不带除尘的砂轮机。②在工作场所发现有在无密闭无除尘的干法石棉选矿工艺。③在工作场所发现有未单独设置喷漆间的木质家具制造喷漆工艺。④在工作场所发现有鞋和箱包制造领域有害物质超标的胶粘工艺。⑤在工作场所发现违法使用国家明令禁止使用的可能产生职业病危害的其他设备或材料。

行政处罚方式：直接处罚（处行政罚款、情节严重的责令停止作业或者提请政府关闭）。

行政处罚幅度：《中华人民共和国职业病防治法》第七十五条第（四）项、《工作场所职业卫生监督管理规定》第五十二条第（四）项：使用国家明令禁止使用的可能产生职业病危害的设备或者材料的，由安全生产监督管理部门责令限期治理，并处5万元以上30万元以下的罚款；情节严重的，责令停止产生职业病危害的作业，或者提请有关人民政府按照国务院规定的权限责令关闭。

七、用人单位职业病危害监测、检测与现状评价的检查要点

用人单位应当实施由专人负责的职业病危害因素日常监测,并确保监测系统处于正常运行状态。用人单位应当按照国务院安全生产监督管理部门的规定,定期对工作场所进行职业病危害因素检测、评价。检测、评价结果存入用人单位职业卫生档案,定期向所在地安全生产监督管理部门报告并向劳动者公布。职业病危害因素检测、评价由依法设立的取得国务院安全生产监督管理部门或者设区的市级以上地方人民政府安全生产监督管理部门按照职责分工给予资质认可的职业卫生技术服务机构进行。职业卫生技术服务机构所作检测、评价应当客观、真实。

法律依据:《中华人民共和国职业病防治法》第二十六条,《工作场所职业卫生监督管理规定》第二十条、第二十一条,《广州市职业卫生监督管理规定》第十九条。

引申标准规范文件:《用人单位职业病危害因素定期检测管理规范》(安监总厅安健〔2015〕16号)、《工作场所空气中有害物质监测的采样规范》(GBZ 159—2004)、《工作场所物理因素测量》(GBZ/T 189—2007)、《工作场所空气中粉尘测定》(GBZ/T 192—2007)、《用人单位职业病防治指南》(GBZ/T 225—2010)第4.5条、《企业安全生产标准化基本规范》(GB/T 33000—2016)第5.4.3.4条。

监督检查方法(只适用于存在职业病危害的用人单位):①查验职业病危害因素监测与检测评价档案,检查生产工艺流程图和职业有害因素检测点分布示意图。②查验或者询问每年度实施日常监测结果的记录台账。③查验或者询问每年度实施职业病

危害因素定期检测的服务合同和定期检测结果报告书。④查验职业病危害严重的用人单位每 3 年一次的职业病危害现状评价报告。⑤查验发生急性职业病危害事故或者新确诊有职业病病例的用人单位的职业病危害现状评价报告。⑥查验或者询问职业卫生技术服务机构是否具备相应的技术服务检测资质。⑦查阅或者询问定期向所在地安全生产监督管理部门报送定期检测报告的文件资料。⑧现场核对职业病危害因素检测点选择与所出具技术报告的符合性。⑨可采取政府购买服务的方式，委托有资质的职业卫生技术服务机构比对监督监测用人单位的定期检测结果。⑩查验或者询问落实定期检测报告或者评价报告提出措施建议的现场整改台账。⑪查验任命专人负责日常监测的正式文件。⑫查验或者询问日常监测系统的运行记录和维护保养记录。

执法文书负面表述：①未按照规定实施由专人负责的职业病危害因素日常监测。②未按照规定对职业病危害因素每年至少进行一次的定期检测。③未按照规定对职业病危害每 3 年至少进行一次现状评价（只适用于职业病危害严重的用人单位）。④未按照规定对职业病危害进行现状评价（只适用于发生急性职业病危害事故或者新确诊有职业病病例的用人单位）。⑤用人单位日常监测系统不能正常监测。⑥进行的定期检测或者现状评价的内容和程序不符合国家安全生产监督管理部门的规定。⑦隐瞒、伪造、篡改或者毁损工作场所职业病危害因素检测结果资料。⑧隐瞒、伪造、篡改或者毁损工作场所职业病危害因素评价结果资料。

常见违法事实特征：①未能提供至少每年一次的职业病危害因素定期检测报告（超标岗位每半年一次检测）；②出具职业病危害因素定期检测报告的职业卫生技术服务机构不具备相应的技术服务检测资质，视为无效定期检测报告。③属于职业病危害严重的用人单位未能提供每 3 年一次的职业病危害现状评价报告。④属于发生急性职业病危害事故或者新确诊有职业病病例的用人单位未能提供职业病危害现状评价报告。⑤发现职业病危害因素定期检测存在弄虚作假或少检漏检的证据。⑥未能提供任命专人负责日常监测的正式文件。⑦未能提供实施日常监测的频率、监测内容的书面记录和所采取的防护及整改措施内容的记录。⑧实施的职业病危害因素定期检测的内容与职业病危害评价的内容不相一致。⑨发现用人单位工作场没有公布职业病危害因素定期检测、评价结果的公示文件。⑩现场检查发现日常监测设备设施运行不正常或者未能提供日常监测设备设施的维护保养记录。⑪以非法定形式的委托检测代替职业卫生定期检测。⑫以环境检测来代替职业卫生定期检测。⑬发现有隐瞒、伪造、篡改或者毁损工作场所职业病危害因素检测结果资料的证据。⑭发现有隐瞒、伪造、篡改或者毁损工作场所职业病危害因素评价结果资料的证据。

行政处罚方式：直接处罚（行政警告、可并处行政罚款、情节严重的责令停止作业或者提请政府关闭）、间接处罚（逾期不改正的处行政罚款）。

行政处罚幅度：《中华人民共和国职业病防治法》第七十条第（一）项、《工作场所职业卫生监督管理规定》第四十九条第（八）项：未公布工作场所职业病危害因素检测、评价结果的，由安全生产监督管理部门给予警告，责令限期改正；可逾期不改正的，处 10 万元以下的罚款。

《中华人民共和国职业病防治法》第七十一条第（二）项、《工作场所职业卫生监督管理规定》第五十条第（二）项：未实施由专人负责的职业病危害因素日常监测，或者监测系统不能正常监测的，由安全生产监督管理部门责令限期改正，给予警告，可以并处 5 万元以上 10 万元以下的罚款。

《中华人民共和国职业病防治法》第七十二条第（四）项、第（十）项，《工作场所职业卫生监督管理规定》第五十一条第

(四)项、第(九)项:未按照规定对工作场所职业病危害因素进行检测、评价的或者隐瞒、伪造、篡改或者毁损检测评价结果的,由安全生产监督管理部门给予警告,责令限期改正;逾期不改正的,处 5 万元以上 20 万元以下的罚款;情节严重的,责令停止产生职业病危害的作业,或者提请有关人民政府按照国务院规定的权限责令关闭。

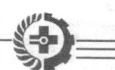

八、用人单位发包和出租领域管理的检查要点

（一）不得违法转移或者接受产生职业病危害的作业

任何单位和个人不得将产生职业病危害的作业转移给不具备职业病防护条件的单位和个人。不具备职业病防护条件的单位和个人不得接受产生职业病危害的作业。

法律依据：《中华人民共和国职业病防治法》第三十一条、《中华人民共和国安全生产法》第四十六条、《工作场所职业卫生监督管理规定》第二十六条、《广州市职业卫生监督管理规定》第十一条。

引申标准规范文件：《用人单位职业病防治指南》（GBZ/T 225—2010）第4.3.9条、第4.3.10条。

监督检查方法：①查验用人单位承发包或承出租双方的工商营业执照。②在线查询国家安全监管总局《作业场所职业病危害申报与备案管理系统》，掌握双方的职业病危害项目申报和变更申报情况。③查验或者询问产生职业病危害作业项目发包、出租转移的合同或者职业卫生管理协议。④查验或者询问承包方、承租方的生产经营条件和有关资质证明的建档备存情况。⑤查验职业卫生外包项目管理制度文件及其执行情况。⑥查验或者询问用人单位职业卫生管理档案，重点掌握工作场所是否有职业病防护设施和防治管理措施。

执法文书负面表述：①违反规定将产生职业病危害的作业转

移给不具备职业病防护条件的单位和个人。②不具备职业病防护条件的单位和个人接受产生职业病危害的作业。

常见违法事实特征：①发现项目发包、出租用人单位的工作场所没有与职业病防护相适应的设施。②有检测结果显示工作场所职业病危害因素的强度或者浓度超过国家职业卫生标准。③发现项目承接用人单位未依法设置或者指定职业卫生管理机构，未依法配备专职或者兼职的职业卫生管理人员，来负责本单位的职业病防治工作。④发现项目承接用人单位未按照规定建立职业卫生管理制度和操作规程。⑤发现项目承接用人单位未建立职业卫生档案和劳动者健康监护档案。⑥发现项目承接用人单位的负责人和职业卫生管理人员未接受职业卫生培训。⑦发现项目承接用人单位未建立职业病危害事故应急救援预案。⑧发现项目承接用人单位不具有其他职业病防治管理措施（防护条件）的情形。

行政处罚方式：直接处罚（处行政罚款、情节严重的责令停止作业或者提请政府关闭）。

行政处罚幅度：《中华人民共和国职业病防治法》第七十五条第（五）项、《工作场所职业卫生监督管理规定》第五十二条第（五）项：将产生职业病危害的作业转移给没有职业病防护条件的单位和个人，或者没有职业病防护条件的单位和个人接受产生职业病危害的作业的，由安全生产监督管理部门责令限期治理，并处5万元以上30万元以下的罚款；情节严重的，责令停止产生职业病危害的作业，或者提请有关人民政府按照国务院规定的权限责令关闭。

（二）统一协调和管理承包人、承租人的职业卫生工作

用人单位依法将产生职业病危害的作业项目、场所发包或者

出租给其他单位的，应当与承包单位、承租单位签订专门的职业卫生管理协议，或者在承包合同、承租合同中约定各自的职业卫生管理职责；用人单位应当对承包单位、承租单位的职业卫生工作统一协调、管理，定期进行职业病危害检查，发现危害问题的，应当及时督促整改。

法律依据：《中华人民共和国安全生产法》第四十六条、《广州市职业卫生监督管理规定》第二十一条。

引申标准规范文件：《企业安全生产标准化基本规范》（GB/T 33000—2016）第5.4.2.4条。

监督检查方法：①查验用人单位双方的工商营业执照。②查验或者询问产生职业病危害作业项目发包、出租转移的合同或者职业卫生管理协议。③查验或者询问承包方的生产经营条件和有关资质建档备存情况。④查验职业卫生外包项目管理制度文件。⑤查验或者询问用人单位职业卫生管理档案，重点掌握工作场所是否有职业病防护设施和防治管理措施。⑥查验或者询问发包单位、出租单位例行检查承包单位、承租单位职业卫生管理工作的记录及相关整改文件资料。

执法文书负面表述：①未按照规定与承包单位、承租单位签订专门的职业卫生管理协议。②在承包合同、承租合同中未约定各自的职业卫生管理职责。③未按照规定对承包单位、承租单位的职业卫生工作进行统一协调、管理。④未按照规定查验承包人、承租人的职业卫生条件和相应资质证照。⑤未按照规定书面告知承包人或承租人，所发包或者出租项目、场所应具备的必要的职业卫生防护条件。

常见违法事实特征：①将产生职业病危害的作业项目、场所发包或者出租给其他单位的，未能提供与承包单位、承租单位签订专门的职业卫生管理协议。②在承包合同、承租合同中双方未能明确各自的职业卫生管理职责。③未能提供承包人、承租人的职业卫生条件和相应资质证照的存档材料。④未能提供已告知承租方或承租人，所发包或者出租项目、场所应具备的必要的职业卫生防护条件的书面文件。⑤未能提供用人单位对承包方、承租人进行定期检查的时间计划表以及检查内容、检查人员的记录。⑥提供的用人单位对承包单位、承租单位的职业卫生工作进行定期检查的记录缺失不全。⑦用人单位对承包、承租单位进行定期检查频次没有作出明确规定或者检查频次不符合合同约定及本单位制度规定的周期。⑧对承包、承租单位进行检查发现的问题，用人单位未能提供督促承包、承租单位落实整改并有跟踪复查的书面记录。

行政处罚方式：直接处罚（实行罚款双罚制）。

行政处罚幅度：《广州市职业卫生监督管理规定》第三十九条：未与承包单位、承租单位签订专门的职业卫生管理协议，在承包合同、承租合同中未约定各自的职业卫生管理职责，或者未对承包单位、承租单位的职业卫生工作统一协调、管理的，由安全生产监督管理部门责令限期改正，处以 2 万元以上 5 万元以下的罚款，对其直接负责的主管人员和其他直接责任人员处以 5 000 元以上 1 万元以下的罚款。

九、用人单位职业病危害告知与设置警示标识的检查要点

职业病危害告知是指用人单位通过与劳动者签订劳动合同、公告、培训等方式,使劳动者知晓工作场所产生或存在的职业病危害因素与检测结果、防护措施、对健康的影响以及健康检查结果等的行为。职业病危害警示标识是指在工作场所中设置的可以提醒劳动者对职业病危害产生警觉并采取相应防护措施的图形标识、警示线、警示语句和文字说明以及组合使用的标识等。

(一)公告告知

产生职业病危害的用人单位,应当在醒目位置设置公告栏,公布有关职业病防治的规章制度、操作规程、职业病危害事故应急救援措施和工作场所职业病危害因素检测结果。

法律依据:《中华人民共和国职业病防治法》第二十四条、《工作场所职业卫生监督管理规定》第十五条。

引申标准规范文件:《用人单位职业病危害告知与警示标识管理规范》(安监总厅安健〔2014〕111号)第十条、《工作场所职业病危害警示标识》(GBZ 158—2003)、《用人单位职业病防治指南》(GBZ/T 225—2010)第4.6.1条、《企业安全生产标准化基本规范》(GB/T 33000—2016)第5.4.3.2条。

监督检查方法:①查验职业卫生管理档案。②查验或者询问工作场所职业病危害项目申报情况,掌握用人单位职业病危害基本情况。③现场查看用人单位设置的公告栏及其公告内容,判定设置位置、材料、尺寸、内容是否符合国家规范要求。

执法文书负面表述：①未按照规定在办公区域、工作场所入口处等醒目位置设置职业卫生公告栏。②未按照规定公布职业病防治规章制度。③未按照规定公布岗位职业卫生操作规程。④未按照规定公布职业病危害事故应急救援措施。⑤未按照规定公布职业病危害因素检测结果。⑥未按照规定公布职业病危害因素评价结果。⑦公告栏的材料、尺寸、设置位置不符合规范要求。⑧未按照规定及时更新公告栏公告的内容。⑨未按照规定建立职业病危害告知档案材料。

常见违法事实特征：①产生职业病危害的用人单位，未在办公区域、工作场所入口处等醒目位置设置职业卫生公告栏。②职业卫生公告栏未公布本单位的职业卫生管理制度。③职业卫生公告栏未公布本单位的职业卫生操作规程。④职业卫生公告栏公告的内容未涵括存在的职业病危害因素及岗位、健康危害、接触限值、应急救援措施。⑤公告栏公告的内容未涵括工作场所职业病危害因素检测结果、检测日期、检测机构名称和资质等。⑥公告栏公告的内容未涵括工作场所职业病危害因素评价结果、评价检测机构名称和资质等。⑦未按照规定的材料、尺寸及设置细则制作职业卫生公告栏。⑧职业卫生公告栏公告的内容已过期、未及时更新。⑨职业卫生档案中缺少职业病危害告知档案材料。

行政处罚方式：直接处罚（行政警告）、间接处罚（逾期不改正的处行政罚款）。

行政处罚幅度：《中华人民共和国职业病防治法》第七十条第（一）项、第（三）项，《工作场所职业卫生监督管理规定》第四十九条第（六）项、第（八）项：未公布工作场所职业病危害因素检测、评价结果的或者未按照规定公布职业病防治的规章制度、操作规程的，由安全生产监督管理部门给予警告，责令限期改正；逾期不改正的，处 10 万元以下的罚款。

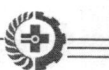

（二）合同告知

用人单位与劳动者订立劳动合同（含聘用合同，下同）时，应当将工作过程中可能产生的职业病危害及其后果、职业病防护措施和待遇等如实告知劳动者，并在劳动合同中写明，不得隐瞒或者欺骗。劳动者在已订立劳动合同期间因工作岗位或者工作内容变更，从事与所订立劳动合同中未告知的存在职业病危害的作业时，用人单位应当依照前款规定，向劳动者履行如实告知的义务，并协商变更原劳动合同相关条款。

法律依据：《中华人民共和国职业病防治法》第三十三条、《工作场所职业卫生监督管理规定》第二十九条、《广州市职业卫生监督管理规定》第十三条。

引申标准规范文件：《用人单位职业病危害告知与警示标识管理规范》（安监总厅安健〔2014〕111号）、《用人单位职业病防治指南》（GBZ/T 225—2010）第4.6.2条、第4.6.3条，《企业安全生产标准化基本规范》（GB/T 33000—2016）第5.4.3.2条。

监督检查方法：①查验职业卫生管理档案。②查验职业病危害因素监测与检测评价档案，检查用人单位职业病危害因素定期检测、评价结果。③查验或者询问用人单位与劳动者签订的劳动合同（含聘用合同）。④查验用人单位与劳动者签订的职业病危害因素告知书。⑤可在工作场所询问或者抽查若干名劳动者的岗位职业病危害因素合同告知情况。

执法文书负面表述：①未在劳动合同中明确告知劳动者工作过程可能产生的职业病危害及其后果、职业病危害防护措施和待遇等。②未按照规定在劳动合同中约定患有职业病、疑似职业病或者确认为禁忌证的劳动者需要调离工作岗位时的具体情形和安置待遇。③未按照规定及时与工作岗位或工作内容变更的劳动者协商变更原劳动合同相关告知条款。④用人单位与劳动者签署的职业病危害告知书不符合国家规范要求。

常见违法事实特征：①发现未在劳动合同中将工作过程可能产生的职业病危害及其后果、职业病危害防护措施和待遇等明确告知劳动者。②采用隐瞒或者欺骗的方式，未如实地告知劳动者的岗位职业病危害因素。③发现在劳动合同中未规定劳动者患有职业病、疑似职业病或者确认为禁忌证时需要调离工作岗位的具体情形和安置待遇方面的内容。④劳动者的工作岗位或工作内容与劳动合同中告知的岗位工作内容不一致。⑤格式合同文本的职业病危害因素告知内容不完善，而又未以合同附件形式双方签署职业病危害告知书。⑥采用全告知的方式，将用人单位全部的职业病危害向单个劳动者进行合同告知。⑦劳动者的工作岗位或者工作内容发生变更后未协商变更原劳动合同相关条款的。⑧职业病危害告知书无用人单位的有效签章。

行政处罚方式：直接处罚（行政警告、可并处行政罚款）。

行政处罚幅度：《中华人民共和国职业病防治法》第七十一条第（三）项、《工作场所职业卫生监督管理规定》第五十条第（三）项：在订立或者变更劳动合同时，未告知劳动者职业病危害真实情况的，由安全生产监督管理部门责令限期改正，给予警告，可以并处5万元以上10万元以下的罚款。

（三）培训告知

用人单位应当对劳动者进行上岗前的职业卫生培训和在岗期间的定期职业卫生培训，普及职业卫生知识，督促劳动者遵守职业病防治法律、法规、规章和操作规程，指导劳动者正确使用职业病防护设备和个人使用的职业病防护用品。用人单位应当通过订立劳动合同、进行培训教育、设置公告栏、在存在或者产生高

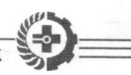

毒物品的作业岗位设置高毒物品告知卡等形式将工作场所职业病危害及其后果、职业卫生管理制度、职业病危害因素检测结果、职业病防护措施和待遇等如实告知劳动者。

法律依据：《中华人民共和国职业病防治法》第三十四条、《工作场所职业卫生监督管理规定》第十条、《广州市职业卫生监督管理规定》第十二条。

引申标准规范文件：《用人单位职业病危害告知与警示标识管理规范》（安监总厅安健〔2014〕111号）、《国家安全监管总局办公厅关于加强用人单位职业卫生培训工作的通知》（安监总厅安健〔2015〕121号）、《用人单位职业病防治指南》（GBZ/T 225—2010）第4.3.4条、《企业安全生产标准化基本规范》（GB/T 33000—2016）第5.4.3.2条。

监督检查方法：①查验职业病危害因素监测与检测评价档案，检查用人单位职业病危害因素定期检测与评价结果。②查验职业卫生宣传培训档案，询问用人单位职业病危害教育培训告知执行情况。③可在工作场所询问若干名劳动者掌握岗位职业病危害因素及其后果、职业病危害因素检测结果、职业病防护措施等内容的程度。

执法文书负面表述：①未按照规定组织接触职业病危害因素的劳动者进行上岗前的职业卫生培训。②未按照规定组织接触职业病危害因素的劳动者进行在岗期间的定期职业卫生培训。③组织职业卫生培训的内容未覆盖劳动者接触的所有职业病危害因素。④未按照规定如实记录劳动者接受职业卫生教育和培训信息。

常见违法事实特征：①签到记录的接受日常职业卫生培训的劳动者未覆盖所有接触职业病危害因素的岗位。②未能提供劳动者接受职业卫生培训后经考核合格的证明文件。③劳动者接受职业卫生培训的内容明显缺失日常接触职业病危害因素、健康危害后果、防护措施及事故应急处理措施、职业卫生权利和义务、职业病防治法律法规规章和操作规程、正确使用职业病防护设施和个人使用的职业病防护用品等必要内容。④职业卫生教育和培训档案未能如实记录职业卫生教育培训的时间、内容、参加人员以及考核结果等情况。⑤接触职业病危害因素劳动者所接受的培训教育属于以安全生产培训代替职业卫生培训。

行政处罚方式：直接处罚（行政警告）、间接处罚（逾期不改正的处行政罚款）。

行政处罚幅度：《中华人民共和国职业病防治法》第七十条第（四）项、《工作场所职业卫生监督管理规定》第四十九条第（七）项：未按照规定组织劳动者进行职业卫生培训，由安全生产监督管理部门给予警告，责令限期改正；逾期不改正的，处10万元以下的罚款。

（四）个人告知

对从事接触职业病危害的作业的劳动者，用人单位应当按照国务院安全生产监督管理部门、卫生行政部门的规定组织上岗前、在岗期间和离岗时的职业健康检查，并将检查结果书面告知劳动者。职业健康检查费用由用人单位承担。

法律依据：《中华人民共和国职业病防治法》第三十五条、《工作场所职业卫生监督管理规定》第三十条、《广州市职业卫生监督管理规定》第十二条。

引申标准规范文件：《用人单位职业病危害告知与警示标识管理规范》（安监总厅安健〔2014〕111号）、《用人单位职业病防治指南》（GBZ/T 225—2010）第4.6.7条。

监督检查方法：①查验用人单位职业健康监护管理档案和劳动者个人职业健康监护档案。②查验或者询问劳动者职业健康检查报告情况。③查验或者询问用人单位书面告知职业健康检查结果的签名资料。④可在工作场所抽查询问若干名劳动者获得职业健康监护的真实情况。

执法文书负面表述：①未按照规定及时将劳动者上岗前的职业健康检查结果书面如实告知劳动者。②未按照规定及时将劳动者在岗期间的职业健康检查结果书面如实告知劳动者。③未按照规定及时将劳动者离岗时的职业健康检查结果书面如实告知劳动者。

常见违法事实特征：①未能提供用人单位告知劳动者上岗前的职业健康检查结果的书面告知文件。②未能提供用人单位告知劳动者在岗期间的职业健康检查结果的书面告知文件。③未能提供用人单位告知劳动者离岗时的职业健康检查结果的书面告知文件。④提供的劳动者职业健康检查结果的书面告知文件缺少劳动者的签名确认。⑤未在自收到劳动者在岗期间的职业健康检查结果之日起5个工作日内书面告知劳动者，并由劳动者签名确认。

行政处罚方式：直接处罚（行政警告、可以并处行政罚款）。

行政处罚幅度：《中华人民共和国职业病防治法》第七十一条第（四）项、《工作场所职业卫生监督管理规定》第五十条第（四）项、《广州市职业卫生监督管理规定》第三十五条：未将职业健康检查结果书面告知劳动者的，由安全生产监督管理部门责令限期改正，给予警告，可以并处5万元以上10万元以下的罚款。

（五）作业岗位告知

存在或产生高毒物品的作业岗位，应当按照《高毒物品作业岗位职业病危害告知规范》（GBZ/T 203）的规定，在醒目位置设置高毒物品告知卡，告知卡应当载明高毒物品的名称、理化特性、健康危害、防护措施及应急处理等告知内容与警示标识。

法律依据：《中华人民共和国职业病防治法》第二十四条第二款、《工作场所职业卫生监督管理规定》第十五条第三款。

引申标准规范文件：《用人单位职业病危害告知与警示标识管理规范》（安监总厅安健〔2014〕111号）、《高毒物品作业岗位职业病危害告知规范》（GBZ/T 203—2007）、《用人单位职业病防治指南》（GBZ/T 225—2010）第4.6.4条、《企业安全生产标准化基本规范》（GB/T 33000—2016）第5.4.3.2条。

监督检查方法：①查验职业卫生管理档案。②查验或者询问工作场所职业病危害申报情况。③查验职业病危害因素监测与检测评价档案，检查职业病危害防护设施控制效果评价报告和职业病危害现状评价报告。④现场查看存在或产生高毒物品（严重危害）的作业岗位职业病危害告知卡的设置及其数量、内容情况。⑤查验或者询问设置的职业病危害告知卡的检查、维保记录。

执法文书负面表述：①未按照规定在产生高毒物品的作业岗位醒目位置设置职业病危害告知卡。②设置的职业病危害告知卡的告知内容不规范。③未按照规定的材料、尺寸设置职业病危害告知卡并按规定位置摆放。④未按照规定至少每半年对设置的职业病危害告知卡检查一次。

常见违法事实特征：①发现用人单位未在产生高毒物品的作业岗位的醒目位置设置有职业病危害告知卡。②职业病危害告知卡的告知内容未涵括高毒物品名称、理化特性、健康危害、接触限值、防护措施、应急处理及急救电话、职业病危害因素检测结果及检测时间等内容。③未按照规定的材料、尺寸及设置细则制作职业病危害告知卡并按规定位置摆放。④未按照规定周期对职业病危害告知卡的质量进行检查，未能提供检查记录。⑤在使用有毒物品工作场所入口或工作场所的显著位置，未根据需要设置"当心中毒"或者"当心有毒气体"警告标识，"戴防毒面具"

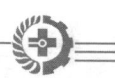

"穿防护服""注意通风"等指令标识和"紧急出口""救援电话"等提示标识。⑥在高毒物品工作场所,未设置红色警示线,警示线设在使用有毒工作场所外缘未达到不少于 30 cm 处的要求。⑦在高毒物品工作场所应急撤离通道未设置紧急出口提示标识。⑧在泄险区启用时,未设置"禁止入内""禁止停留"警示标识,并加注必要的警示语句。⑨在可能产生职业病危害的设备发生故障时,或者维修、检修存在有毒物品的生产装置时,未根据现场实际情况设置"禁止启动"或"禁止入内"警示标识。

行政处罚方式:直接处罚(行政警告、情节严重的责令停止作业或者提请政府关闭)、间接处罚(逾期不改正的处行政罚款)。

行政处罚幅度:《中华人民共和国职业病防治法》第七十二条第(八)项、《工作场所职业卫生监督管理规定》第五十一条第(七)项:未按照规定在产生严重职业病危害的作业岗位醒目位置设置警示标识和中文警示说明的,由安全生产监督管理部门给予警告,责令限期改正;逾期未改正的,处 5 万元以上 20 万元以下的罚款;情节严重的,责令停止产生职业病危害的作业,或者提请有关人民政府按照国务院规定的权限责令关闭。

(六)工作场所、作业岗位、设备设施的职业病危害警示

对存在或者产生职业病危害的工作场所、作业岗位、设备设施,应当按照《工作场所职业病危害警示标识》(GBZ 158)的规定,在其醒目位置设置警示标识和中文警示说明。警示说明应当载明产生职业病危害的种类、后果、预防以及应急救治措施等内容。产生严重职业病危害的作业岗位是指:存在矽尘或石棉粉尘的作业岗位;存在"致癌""致畸"等有害物质或者可能导致

急性职业性中毒的作业岗位；放射性危害作业岗位。

法律依据：《中华人民共和国职业病防治法》第二十四条第二款、《工作场所职业卫生监督管理规定》第十五条第二款。

引申标准规范文件：《用人单位职业病危害告知与警示标识管理规范》（安监总厅安健〔2014〕111号）、《工作场所职业病危害警示标识》（GBZ 158—2003）、《职业卫生档案管理规范》（安监总厅安健〔2013〕171号）、《用人单位职业病防治指南》（GBZ/T 225—2010）第4.4.11条、《企业安全生产标准化基本规范》（GB/T 33000—2016）第5.4.4条。

监督检查方法：①查验职业卫生管理档案。②查验或者询问工作场所职业病危害申报情况。③查验职业病危害因素监测与检测评价档案，查阅有毒有害物质清单，检查职业病防护设施控制效果评价报告和职业病危害现状评价报告。④对照有毒有害物质清单和《高毒物品目录》，现场查看存在或产生职业病危害的工作场所、作业岗位、设备设施的警示标识和中文警示说明的设置及其数量、内容情况。⑤查验或者询问职业病危害警示标识和中文警示说明的检查、维保记录。

执法文书负面表述：①未按照规定在产生严重职业病危害的作业岗位醒目位置设置警示标识和中文警示说明。②工作场所设置的警示标识或者中文警示说明的告知内容不全面或者不符合国家规范要求。③作业岗位设置的警示标识或者中文警示说明的告知内容不全面或者不符合国家规范要求。④设备设施设置的警示标识或者中文警示说明的告知内容不全面或者不符合国家规范要求。⑤未按规定在生产、销售、使用、贮存放射性同位素和射线装置的场所，设置明显的放射性标志。⑥未按照规定的材料、尺寸制作职业病危害告知卡或者警示标识。⑦未按照规定的位置或者顺序摆放警示标识。⑧未按照规定至少每半年对设置的警示标识检查一次。⑨贮存可能产生职业病危害的化学品材料的场所未

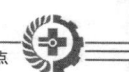

在规定的部位设置危险物品标识或者放射性警示标识。⑩贮存可能产生职业病危害的放射性同位素或者含有放射性物质材料的场所未在规定的部位设置危险物品标识或者放射性警示标识。

常见违法事实特征：①在存在或者产生职业病危害的工作场所、作业岗位、设备、设施，发现未在醒目位置设置有图形、警示线、警示语句等警示标识和中文警示说明。②在作业现场发现设置的中文警示说明的内容未涵盖产生职业病危害的种类、后果、预防和应急处置措施等内容。③在生产、销售、使用、贮存放射性同位素和射线装置的场所，发现未设置有明显的放射性标志。④在工作场所发现未按照规定的材料、尺寸及设置细则制作职业病危害告知卡或者警示标识。⑤制作的职业病危害告知卡或者警示标识未按照规定位置或者顺序摆放。⑥在多处工作场所都涉及同一职业病危害因素的，仅在某个场所设置相应的警示标识。⑦警示标识设置在门窗或可移动的物体上或在警示标识前面放置有妨碍认读的障碍物。⑧在职业卫生档案中发现没有职业病危害告知与警示标识档案材料。⑨未按照规定周期对职业病危害告知卡或者警示标识的质量进行检查，未能提供检查记录。⑩在使用有毒物品工作场所入口或工作场所的显著位置，未根据需要设置"当心中毒"或者"当心有毒气体"警告标识，"戴防毒面具""穿防护服""注意通风"等指令标识和"紧急出口""救援电话"等提示标识。⑪在高毒物品工作场所，未设置红色区域警示线，在一般有毒物品工作场所，未设置黄色区域警示线，警示线设在使用有毒工作场所外缘未达到不少于 30 cm 处的要求，或者虽然按照规定设置了红色区域警示线或者黄色区域警示线，但是已经日久变模糊。⑫在高毒物品工作场所应急撤离通道未设置紧急出口提示标识。⑬在泄险区启用时，未设置"禁止入内""禁止停留"警示标识，并加注必要的警示语句。⑭在可能产生职业病危害的设备发生故障时，或者维修、检修存在有毒物品的生产装置时,未根据现场实际情况设置"禁止启动"或"禁止入内"警示标识。⑮在产生粉尘的工作场所未设置"注意防尘"警告标识和"戴防尘口罩"指令标识。⑯在可能产生职业性灼伤和腐蚀的工作场所,未设置"当心腐蚀"警告标识和"穿防护服""戴防护手套""穿防护鞋"等指令标识。⑰在产生噪声的工作场所未设置"噪声有害"警告标识和"戴护耳器"指令标识。⑱在高温工作场所未设置"注意高温""当心中暑""注意通风"的警告标识。⑲在可引起电光性眼炎的工作场所,未设置"当心弧光"警告标识和"戴防护镜"指令标识。⑳在存在生物性职业病危害因素的工作场所,未设置"当心感染""生物危害"的警告标识和相应的指令标识。㉑在存在放射性同位素和使用放射性装置的工作场所,未设置"当心电离辐射"警告标识和相应的指令标识。㉒在贮存可能产生职业病危害的化学品材料的场所,发现用人单位未设置有危险物品标识或者放射性警示标识。㉓在贮存可能产生职业病危害的放射性同位素或者含有放射性物质材料的场所,发现未设置有危险物品标识或者放射性警示标识。㉔提供的现场急救用品、冲洗设备,未在醒目位置设置清晰的标识。

行政处罚方式:直接处罚(行政警告、情节严重的责令停止作业或者提请政府关闭)、间接处罚(逾期不改正的处行政罚款)。

行政处罚幅度:《中华人民共和国职业病防治法》第七十二条第(八)项、《工作场所职业卫生监督管理规定》第五十一条第(七)项:未按照规定在产生严重职业病危害的作业岗位醒目位置设置警示标识和中文警示说明的,由安全生产监督管理部门给予警告,责令限期改正;逾期未改正的,处5万元以上20万元以下的罚款;情节严重的,责令停止产生职业病危害的作业,或者提请有关人民政府按照国务院规定的权限责令关闭。

（七）供货单位为生产设备提供职业病危害警示

向用人单位提供可能产生职业病危害的设备的，应当提供中文说明书，并在设备的醒目位置设置警示标识和中文警示说明。警示说明应当载明设备性能、可能产生的职业病危害、安全操作和维护注意事项、职业病防护以及应急救治措施等内容。

法律依据：《中华人民共和国职业病防治法》第二十八条、《工作场所职业卫生监督管理规定》第二十三条。

引申标准规范文件：《用人单位职业病危害告知与警示标识管理规范》（安监总厅安健〔2014〕111号）、《工作场所职业病危害警示标识》（GBZ 158—2003）、《用人单位职业病防治指南》（GBZ/T 225—2010）第4.3.6条、《企业安全生产标准化基本规范》（GB/T 33000—2016）第5.4.4条。

监督检查方法：①查验用人单位职业卫生管理档案。②查阅生产设备的管理台账。③现场查看工作场所生产设备的警示标识和中文警示说明的设置及其内容情况。④查验或者询问生产设备的职业病危害警示标识和中文警示说明的检查、维保记录。

执法文书负面表述：①未按照规定为可能产生职业病危害的设备提供中文说明书。②未按照规定为可能产生职业病危害设备设置警示标识和中文警示说明。③为生产设备提供的警示说明载明的内容不符合要求。

常见违法事实特征：①生产设备的供货单位未能提供可能产生职业病危害设备的中文说明书。②未在工作场所为可能产生职业病危害的生产设备设置警示标识和中文警示说明。③为生产设备提供的中文警示说明的内容未载明设备性能、可能产生的职业病危害、安全操作和维护注意事项、职业病防护措施等内容。

行政处罚方式：直接处罚（行政警告、并处行政罚款）。

行政处罚幅度：《中华人民共和国职业病防治法》第七十三条、《工作场所职业卫生监督管理规定》第五十四条：向用人单位提供可能产生职业病危害的设备，未按照规定提供中文说明书或者设置警示标识和中文警示说明的，由安全生产监督管理部门责令限期改正，给予警告，并处5万元以上20万元以下的罚款。

（八）供货单位为生产材料提供职业病危害警示

向用人单位提供可能产生职业病危害的化学品、放射性同位素和含有放射性物质的材料的，应当提供中文说明书。说明书应当载明产品特性、主要成分、存在的有害因素、可能产生的危害后果、安全使用注意事项、职业病防护以及应急救治措施等内容。产品包装应当有醒目的警示标识和中文警示说明。贮存上述材料的场所应当在规定的部位设置危险物品标识或者放射性警示标识。

法律依据：《中华人民共和国职业病防治法》第二十九条、《工作场所职业卫生监督管理规定》第二十四条。

引申标准规范文件：《用人单位职业病危害告知与警示标识管理规范》（安监总厅安健〔2014〕111号），《用人单位职业病防治指南》（GBZ/T 225—2010）第4.3.7条、第4.3.8条、第4.3.11条，《企业安全生产标准化基本规范》（GB/T 33000—2016）第5.4.4条。

监督检查方法：①查验职业卫生管理档案。②查验材料提供商的名单、资质和所提交产品的清单、合格证明文件。③查验化学品、放射性同位素或者含有放射性物质等材料的管理台账。④现场查看采购的化学品、放射性同位素或者含有放射性物质等材料的中文说明书及有关毒性成分的检测报告。⑤查验或者询问上述材料的产品包装的警示标识和中文警示说明的内容情况。⑥现场查看贮存上述材料的场所是否设置危险物品或者放射性警示标识。

执法文书负面表述：①未按照规定为可能产生职业病危害的化学品的材料提供中文说明书。②未按照规定为可能产生职业病危害的放射性同位素或者含有放射性物质的材料提供中文说明书。③未按照规定在危险物品的产品包装粘贴或印刷醒目的警示标识和中文警示说明。④贮存可能产生职业病危害的化学品材料的场所，未在规定的部位设置危险物品标识或者放射性警示标识。⑤贮存可能产生职业病危害的放射性同位素或者含有放射性物质材料的场所，未在规定的部位设置危险物品标识或者放射性警示标识。⑥化学品的材料的中文说明书载明的内容不符合要求。⑦放射性同位素或者含有放射性物质的材料的中文说明书载明的内容不符合要求。

常见违法事实特征：①对可能产生职业病危害的化学品的材料，供货单位未能提供中文说明书。②对可能产生职业病危害的放射性同位素或者含有放射性物质的材料，供货单位未能提供中文说明书。③危险物品产品包装未粘贴或印刷有醒目的警示标识和中文警示说明。④在贮存可能产生职业病危害的化学品材料的场所，发现未设置有危险物品标识或者放射性警示标识。⑤在贮存可能产生职业病危害的放射性同位素或者含有放射性物质材料的场所，发现未设置有危险物品标识或者放射性警示标识。⑥化学品材料的中文说明书的内容未涵括产品特性、主要成分、存在的有害因素、可能产生的危害后果、安全使用注意事项、职业病防护和应急救治措施等内容。⑦放射性同位素或者含有放射性物质的材料的中文说明书的内容未涵括产品特性、主要成分、存在的有害因素、可能产生的危害后果、安全使用注意事项、职业病防护和应急救治措施等内容。

行政处罚方式：直接处罚（行政警告、并处行政罚款）。

行政处罚幅度：《中华人民共和国职业病防治法》第七十三条、《工作场所职业卫生监督管理规定》第五十四条：向用人单位提供可能产生职业病危害的材料，未按照规定提供中文说明书或者设置警示标识和中文警示说明的，由安全生产监督管理部门责令限期改正，给予警告，并处5万元以上20万元以下的罚款。

第一部分 用人单位职业病危害防治管理的检查要点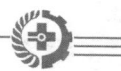

十、用人单位职业健康监护的检查要点

用人单位是职业健康监护工作的责任主体,其主要负责人对本单位职业健康监护工作全面负责。所称职业健康监护,是指劳动者上岗前、在岗期间、离岗时、应急的职业健康检查和职业健康监护档案管理。

(一)制定落实职业健康监护制度、计划和专项经费

用人单位应当建立、健全劳动者职业健康监护制度,依法落实职业健康监护工作。制定、落实本单位职业健康检查年度计划,并保证所需要的专项经费。用人单位应当组织劳动者进行职业健康检查,并承担职业健康检查费用。劳动者接受职业健康检查应当视同正常出勤。应当确保参加职业健康检查的劳动者身份的真实性。

法律依据:《中华人民共和国职业病防治法》第二十一条,《工作场所职业卫生监督管理规定》第三十条,《用人单位职业健康监护监督管理办法》第七条、第八条。

引申标准规范文件:《职业健康监护技术规范》(GBZ188—2014)、《职业病分类和目录》(国卫疾控发〔2013〕48号)、《职业病危害因素分类目录》(国卫疾控发〔2015〕92号)。

监督检查方法:①查验用人单位职业卫生管理档案。②查验或者询问工作场所职业病危害申报表,检查劳动者职业病危害接触情况。③查验正式印发的劳动者职业健康监护制度。④查验正式印发的职业健康检查年度计划。⑤查验或者询问实施职业健康

检查年度计划的资金投入记录及档案台账。⑥可在作业现场抽选询问若干名接触职业病危害因素的劳动者与其职业健康检查信息相印证。

执法文书负面表述：①未按照规定建立职业健康监护制度。②未按照规定落实职业健康监护制度。③未按照规定制定职业健康监护年度计划。④未按照规定落实职业健康检查专项经费。⑤采用弄虚作假的方式，指使他人冒名顶替参加职业健康检查。⑥未按照规定承担职业健康检查费用。

常见违法事实特征：①未能提供印发的职业健康监护制度的正式文件，如印发文件中无明确年度符号、生效日期落款和单位签章等关键要素，视为无效提供。②未能提供印发的年度职业健康监护计划的正式文件，如印发文件中无明确年度符号、生效日期落款和单位签章等关键要素，视为无效提供。③以无职业健康检查资质的医院常规体检来代替法定的职业健康检查。④未能提供职业健康检查专项经费使用的财务记录及管理档案。⑤发现参加职业健康检查的劳动者有相互代替签名的证据或者以其他虚假的方式参加职业健康检查的证据。⑥未能按照计划完成年度职业健康检查事项，而不能说明合理事由。⑦不承担职业健康检查费用，让劳动者自己承担职业健康检查费用。

行政处罚方式：直接处罚（行政警告、可以并处行政罚款）。

行政处罚幅度：《用人单位职业健康监护监督管理办法》第二十六条第（一）项、第（二）项、第（三）项、第（六）项：未建立或者落实职业健康监护制度的，或者未按照规定制定职业健康监护计划和落实专项经费的，或者弄虚作假，指使他人冒名顶替参加职业健康检查的，或者不承担职业健康检查费用的，由安全生产监督管理部门给予警告，责令限期改正，可以并处3万元以下的罚款。

（二）如实提供、保管职业健康检查资料

用人单位在委托职业健康检查机构对从事接触职业病危害作业的劳动者进行职业健康检查时，应当如实提供下列文件、资料：用人单位的基本情况；工作场所职业病危害因素种类及其接触人员名册；职业病危害因素定期检测、评价结果。用人单位应当为劳动者个人建立职业健康监护档案，并按照有关规定妥善保存。劳动者离开用人单位时，有权索取本人职业健康监护档案复印件，用人单位应当如实、无偿提供，并在所提供的复印件上签章。

法律依据：《中华人民共和国职业病防治法》第三十六条，《工作场所职业卫生监督管理规定》第三十一条，《用人单位职业健康监护监督管理办法》第十条、第十九条、第二十条。

引申标准规范文件：《职业健康监护技术规范》（GBZ 188—2014）、《职业病分类和目录》（国卫疾控发〔2013〕48号）、《职业病危害因素分类目录》（国卫疾控发〔2015〕92号）。

监督检查方法：①查验或者询问工作场所职业病危害申报情况。②查验用人单位职业健康监护管理档案，查阅接触职业病危害因素的新录用、在岗、离岗劳动者名册和职业禁忌证名单，重点检查接触危害人数与健康体检人数的符合情况。③查验或者询问劳动者个人职业健康监护档案的建档情况。④查验或者询问用人单位与劳动者签订的劳动合同及职业病危害因素告知书。⑤可在作业现场抽选询问若干名接触职业病危害因素的劳动者与其职业健康检查信息相印证。⑥查验职业健康检查机构出具的职业健康检查结果汇总报告，掌握疑似职业病、体查异常复查的情况。

执法文书负面表述：①未按照规定如实提供职业健康检查所需要的文件、资料。②未按照规定建立职业健康监护档案。③未

按照规定健全职业健康监护档案。④未按照规定在劳动者离开用人单位时提供职业健康监护档案复印件。⑤隐瞒、伪造、篡改、损毁职业健康监护档案等相关资料。

常见违法事实特征：①组织劳动者进行职业健康检查时，拒不提供用人单位的基本情况。②组织劳动者进行职业健康检查时，拒不提供工作场所职业病危害因素种类及其接触人员名册。③组织劳动者进行职业健康检查时，拒不提供职业病危害因素定期检测、评价结果。④未能提供用人单位职业健康监护管理档案、劳动者个人职业健康监护档案。⑤未能提供接触职业病危害因素的劳动者在岗期间职业健康检查报告。⑥未提供接触职业病危害因素的劳动者上岗前、离岗时或应急职业健康检查报告。⑦接触职业病危害因素的作业岗位人员的职业健康检查项目和对应存在的岗位职业病危害因素不相一致。⑧发现有参加职业健康检查的劳动者与实际接害的劳动者不一致的情况。⑨劳动者职业健康监护档案未执行一人一档建设。⑩劳动者职业健康监护档案缺少由劳动者本人签名的工作场所职业病危害因素检测结果告知单据。⑪劳动者个人职业健康监护档案缺少由劳动者本人签名的职业健康检查结果告知单据。⑫用人单位职业健康监护管理档案中缺少职业禁忌证者、疑似职业病人、职业病人及体检发现有职业健康损害劳动者调岗的记录及本人签名确认。⑬劳动者个人职业健康监护档案缺失劳动者的职业史、职业病危害接触史或者职业健康检查结果等内容或者相关记录信息不全面。⑭发现有隐瞒、伪造、篡改、损毁职业健康监护档案等相关资料的证据。

行政处罚方式：直接处罚（行政警告、可以并处行政罚款、情节严重的责令停止作业或者提请政府关闭）、间接处罚（逾期不改正的处行政罚款）。

行政处罚幅度：《用人单位职业健康监护监督管理办法》第二十六条第（四）项：未如实提供职业健康检查所需要的文件

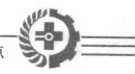

资料的，由安全生产监督管理部门给予警告，责令限期改正，可以并处3万元以下的罚款。

《中华人民共和国职业病防治法》第七十条第（二）项、《工作场所职业卫生监督管理规定》第四十九条第（四）项：未建立、健全劳动者健康监护档案的，给予警告，责令限期改正；逾期不改正的，处10万元以下的罚款。

《中华人民共和国职业病防治法》第七十一条第（五）项、《工作场所职业卫生监督管理规定》第五十条第（五）项、《用人单位职业健康监护监督管理办法》第二十七条第（二）项：未在劳动者离开用人单位时提供职业健康监护档案复印件的，由安全生产监督管理部门责令限期改正，给予警告，可以并处5万元以上10万元以下的罚款。

《中华人民共和国职业病防治法》第七十二条第（十）项、《工作场所职业卫生监督管理规定》第五十一条第（九）项：隐瞒、伪造、篡改、损毁职业健康监护档案的，由安全生产监督管理部门给予警告，责令限期改正；逾期未改正的，处5万元以上20万元以下的罚款；情节严重的，责令停止产生职业病危害的作业，或者提请有关人民政府按照国务院规定的权限责令关闭。

（三）组织职业健康检查和采取相应管理措施

对从事接触职业病危害的作业的劳动者，用人单位应当按照国务院安全生产监督管理部门、卫生行政部门的规定组织上岗前、在岗期间和离岗时的职业健康检查，并将检查结果书面告知劳动者。职业健康检查费用由用人单位承担。用人单位不得安排未经上岗前职业健康检查的劳动者从事接触职业病危害的作业；不得安排有职业禁忌的劳动者从事其所禁忌的作业；对在职业健康检查中发现有与所从事的职业相关的健康损害的劳动者，应当调离原工作岗位，并妥善安置。

法律依据：《中华人民共和国职业病防治法》第三十五条，《工作场所职业卫生监督管理规定》第三十条，《用人单位职业健康监护监督管理办法》第十一条、第十二条、第十三条、第十四条、第十七条，《广州市职业卫生监督管理规定》第十二条。

引申标准规范文件：《职业健康监护技术规范》（GBZ 188—2014）、《职业病分类和目录》（国卫疾控发〔2013〕48号）、《职业病危害因素分类目录》（国卫疾控发〔2015〕92号）、《用人单位职业病防治指南》（GBZ/T 225—2010）第4.8条、《企业安全生产标准化基本规范》（GB/T 33000—2016）第5.4.3.1条。

监督检查方法：①查验或者询问工作场所职业病危害申报情况。②查验用人单位职业健康监护管理档案，查阅接触职业病危害因素的新录用、在岗、离岗劳动者名册和职业禁忌证名单，重点检查接触危害人数与健康体检人数的符合情况。③查验或者询问劳动者个人职业健康监护档案的建档情况。④查验或者询问用人单位与劳动者签订的劳动合同及职业病危害因素告知书。⑤查阅由职业健康检查机构出具的职业健康检查体检结果报告。⑥查验职业健康检查机构是否具有职业健康检查资质。⑦查验或者询问需要复查劳动者的复查情况和结论。⑧查验或者询问职业禁忌劳动者妥善安置记录及印发的岗位人事调动的文件资料。⑨查验或者询问劳动者职业健康检查的周期是否符合规定要求。⑩查验由劳动者本人签名的职业健康检查结果告知单据。⑪查验由劳动者本人签名的职业病危害因素定期检测结果告知单据。⑫可在作业现场抽选询问若干名接触职业病危害因素的劳动者与其职业健康检查信息相印证。

执法文书负面表述：①未按照规定组织上岗前的职业健康检查。②未按照规定组织在岗期间的职业健康检查。③未按照规定

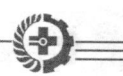

组织离岗时的职业健康检查。④未按照规定组织应急职业健康检查。⑤未按照规定及时将职业健康检查结果书面如实告知劳动者。⑥安排未经职业健康检查的劳动者从事接触职业病危害的作业。⑦安排有职业禁忌的劳动者从事禁忌作业。⑧安排未成年工或者孕期、哺乳期女职工从事禁忌作业。⑨未根据职业健康检查情况采取相应措施。

常见违法事实特征：①未能提供用人单位职业健康监护管理档案、劳动者个人职业健康监护档案。②未能提供接触职业病危害因素的劳动者在岗期间职业健康检查体检结果报告。③未提供接触职业病危害因素的劳动者上岗前、离岗时或应急职业健康检查体检结果报告。④接触职业病危害因素的作业岗位人员的职业健康检查项目和对应存在的岗位职业病危害因素不相一致。⑤发现有参加职业健康检查的劳动者与实际接触职业病危害因素的劳动者不一致的情况。⑥未能提供已及时将职业健康检查结果告知劳动者的书面告知文件，或者告知文件没有劳动者签名确认。⑦发现未将有职业禁忌证的劳动者调离或者暂时脱离原工作岗位。⑧发现未安排劳动者进行离岗职业健康检查即解除或者终止与其订立的劳动合同。⑨对准备脱离所从事的职业病危害作业或者岗位的劳动者，用人单位不能提供在劳动者离岗前30日内组织劳动者进行离岗时职业健康检查的检查报告（该劳动者在3个月内进行过在岗期间职业健康检查除外）。⑩在工作场所发现安排未经职业健康检查的劳动者从事接触职业病危害作业的证据。⑪在工作场所发现安排未成年工或孕期、哺乳期女职工从事禁忌作业的证据。⑫对需要复查的劳动者，未按照职业健康检查机构要求的时间安排复查和医学观察。⑬对疑似职业病病人，未按照职业健康检查机构的建议安排其进行医学观察或者职业病诊断。⑭对存在职业病危害的岗位，未立即改善劳动条件，未完善职业病防护措施，未为劳动者配备符合国家标准的职业病防护用品。

⑮对健康损害可能与所从事的职业相关的劳动者,未进行妥善安置。⑯承担职业健康检查的医疗卫生机构不具有职业健康检查资质,其出具的体检结果报告视为无效的职业健康检查体检报告。

行政处罚方式:直接处罚(行政警告、可以并处行政罚款、情节严重的责令停止作业或者提请政府关闭)、间接处罚(逾期不改正的处行政罚款)。

行政处罚幅度:《中华人民共和国职业病防治法》第七十一条第(四)项、《工作场所职业卫生监督管理规定》第五十条第(四)项、《用人单位职业健康监护监督管理办法》第二十七条第(一)项:未组织职业健康检查或者未将检查结果告知劳动者的,由安全生产监督管理部门责令限期改正,给予警告,可以并处5万元以上10万元以下的罚款。

《中华人民共和国职业病防治法》第七十五条第(七)项、《工作场所职业卫生监督管理规定》第五十二条第(七)项、《用人单位职业健康监护监督管理办法》第二十九条:安排未经职业健康检查的劳动者、有职业禁忌的劳动者、未成年工或者孕期、哺乳期女职工从事接触职业病危害的作业或者禁忌作业的,由安全生产监督管理部门责令限期治理,并处5万元以上30万元以下的罚款;情节严重的,责令停止产生职业病危害的作业,或者提请有关人民政府按照国务院规定的权限责令关闭。

《用人单位职业健康监护监督管理办法》第二十六条第(五)项:未根据健康检查结果采取相应措施的,由安全生产监督管理部门给予警告,责令限期改正,可以并处3万元以下的罚款。

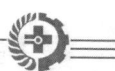

十一、用人单位职业病危害事故处理的检查要点

发生或者可能发生急性职业病危害事故时，用人单位应当立即采取应急救援和控制措施，并及时报告所在地安全生产监督管理部门和有关部门。对遭受或者可能遭受急性职业病危害的劳动者，用人单位应当及时组织救治、进行健康检查和医学观察，所需费用由用人单位承担。

法律依据：《中华人民共和国职业病防治法》第三十七条，《工作场所职业卫生监督管理规定》第三十五条，《生产安全事故报告和调查处理条例》（国务院令第493号）第三条、第九条，《广州市职业卫生监督管理规定》第十八条。

引申标准规范文件：《国家安全监管总局办公厅关于职业危害事故调查处理有关问题的复函》〔安监总厅安健函〔2011〕47号〕，《广东省人民政府办公厅关于印发广东省生产安全事故隐患排查治理办法和广东省生产安全事故调查处理办法的通知》（粤府办〔2015〕55号），《用人单位职业病防治指南》（GBZ/T 225—2010）第4.11.1条、4.11.2条、第4.11.3条，《企业安全生产标准化基本规范》（GB/T 23000—2016）第5.6.2条、第5.7.1条。

监督检查方法：①查验用人单位职业健康监护管理档案和劳动者个人职业健康监护档案。②查验或者询问劳动者应急职业健康检查记录情况。③查验或者询问用人单位职业病危害事故报告与应急处置的记录及档案。④查验或者询问"110"报警台或者所在地区政府主管部门接收急性职业病危害事故报告的值班记录信息资料。⑤查验或者询问职业病危害事故应急救援预案及演练相关记录。

执法文书负面表述：①发生急性职业病危害事故时，未按照规定及时报告所在地区级安全监管部门、卫生行政部门。②发生或者可能发生急性职业病危害事故时，未立即采取应急救援和控制措施。③对遭受或者可能遭受急性职业病危害的劳动者，用人单位未及时组织救治和医学观察。④未按照规定承担职业病危害事故所需检查和治疗费用。⑤故意破坏事故现场、毁灭有关证据，漏报、谎报或者瞒报职业病危害事故。

常见违法事实特征：① 未能提供发生1人以上的急性职业性化学中毒事故后，在1小时内报告区级安全监管、卫生计生等部门的证明文件资料。②发生或者可能发生急性职业病危害事故时，未立即采取应急救援和控制措施。③未能提供对遭受或者可能遭受急性职业病危害的劳动者及时组织救治、进行应急健康检查和医学观察的证据。④未有证据证明已承担职业病危害事故所需检查和治疗费用。⑤发现用人单位迟报、漏报、谎报或者瞒报职业病危害事故的证据。⑥发现用人单位故意破坏事故现场、毁灭有关证据。

行政处罚方式：直接处罚（行政警告、行政罚款、情节严重的责令停止作业或者提请政府关闭）、间接处罚（逾期不改正的处行政罚款）。

行政处罚幅度：《中华人民共和国职业病防治法》第七十二条第（七）项、《工作场所职业卫生监督管理规定》第五十一条第（六）项：发生急性职业病危害事故时，未立即采取应急救援和控制措施或者未按照规定及时报告的，由安全生产监督管理部门给予警告，责令限期改正；逾期不改正的，处5万元以上20万元以下的罚款；情节严重的，责令停止产生职业病危害的作业，或者提请有关人民政府按照国务院规定的权限责令关闭。

《生产安全事故报告和调查处理条例》第三十六条：谎报或者瞒报事故、伪造或者故意破坏事故现场、销毁有关证据、资料的，由安全生产监督管理部门对事故发生单位处 100 万元以上 500 万元以下的罚款；对主要负责人、直接负责的主管人员和其他直接责任人员处一年年收入的 60%～100% 的罚款。

十二、用人单位特殊劳动者保护的检查要点

（一）职业禁忌劳动者的保护

用人单位不得安排有职业禁忌的劳动者从事其所禁忌的作业。对不适宜继续从事原工作的职业病病人，应当调离原岗位，并妥善安置。

法律依据：《中华人民共和国职业病防治法》第三十五条第二款、第五十六条，《工作场所职业卫生监督管理规定》第三十三条，《用人单位职业健康监护监督管理办法》第十二条、第十七条，《职业健康检查管理办法》第十六条。

引申标准规范文件：《用人单位职业病防治指南》（GBZ/T 225—2010）第4.8.4条、《企业安全生产标准化基本规范》（GB/T 33000—2016）第5.4.3.1条。

监督检查方法：①查验或者询问用人单位职业健康监护管理档案相关内容。②查验或者询问劳动者个人职业健康监护档案相关内容。③查验或者询问劳动者妥善安置记录及印发的岗位人事调动文件资料。④查验或者询问职业病诊断、鉴定机构出具的职业病诊断、鉴定证明材料。⑤可在作业现场抽选询问若干名接触职业病危害因素的劳动者与其工作年龄、岗位工种的信息相印证。

执法文书负面表述：①安排有职业禁忌的劳动者从事其所禁忌的作业。②未按时规定妥善安置对健康损害可能与所从事职业相关的劳动者。③未按照规定将不适宜从事原工作的职业病人调离原岗位，并妥善安置。

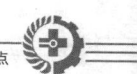

常见违法事实特征：①发现患有职业禁忌的劳动者仍从事其所禁忌作业的证据。②未能提供印发的将罹患职业相关的健康损害的劳动者调离原工作岗位的文件资料。③未能提供将不适宜从事原工作的职业病人调离原岗位的文件资料。

行政处罚方式：直接处罚（行政警告、行政罚款、情节严重的责令停止作业或者提请政府关闭）。

行政处罚幅度：《中华人民共和国职业病防治法》第七十五条第（七）项、《工作场所职业卫生监督管理规定》第五十二条第（七）项、《用人单位职业健康监护监督管理办法》第二十九条第（四）项：安排职业禁忌劳动者从事禁忌作业的，由安全生产监督管理部门责令限期治理，并处 5 万元以上 30 万元以下的罚款；情节严重的，责令停止产生职业病危害的作业，或者提请有关人民政府按照国务院规定的权限责令关闭。

《用人单位职业健康监护监督管理办法》第二十六条第（五）项：未根据健康检查结果采取妥善安置措施的，由安全生产监督管理部门给予警告，责令限期改正，可以并处 3 万元以下的罚款。

（二）女职工和未成年工的保护

用人单位不得安排未成年工从事接触职业病危害的作业；不得安排孕期、哺乳期的女职工从事对本人和胎儿、婴儿有危害的作业。禁止安排女职工从事矿山井下、体力劳动强度分级标准中规定的第四级体力劳动强度的作业和其他禁忌从事的劳动。不得安排女职工在经期从事高处、低温、冷水作业和国家规定的第三级体力劳动强度的劳动。不得安排女职工在怀孕期间从事国家规定的第三级体力劳动强度的劳动和孕期禁忌从事的活动。对怀孕 7 个月以上的女职工，不得安排其延长工作时间和夜班劳动。不得安排未成年工从事矿山井下、有毒有害、国家规定的第四级体力劳动强度的劳动和其他禁忌从事的劳动。

法律依据：《中华人民共和国职业病防治法》第三十八条、《工作场所职业卫生监督管理规定》第三十三条，《中华人民共和国劳动法》第五十八条、第五十九条、第六十条、第六十一条、第六十二条、第六十三条、第六十四条、第六十五条，《女职工劳动保护特别规定》第三条、第四条，《广东省实施〈女职工劳动保护特别规定〉办法》第五条、第六条，《用人单位职业健康监护监督管理办法》第十二条。

引申标准规范文件：《未成年工特殊保护规定》（劳部发〔1994〕498号），《用人单位职业病防治指南》（GBZ/T 225—2010）第4.8.10条、第4.8.11条、第4.8.12条。

监督检查方法：①查验或者询问用人单位职业健康监护管理档案相关内容。②查验或者询问劳动者个人职业健康监护档案相关内容。③查验或者询问女职工和未成年工的人事档案、劳动合同及其附件。④可在作业现场抽选询问若干名接触职业病危害因素的劳动者与其工作年龄、岗位工种的信息相印证。⑤可询问用人单位女工委员或者计划生产管理人员，查实女职工是否从事有害作业。

执法文书负面表述：①安排未成年工从事接触职业病危害的作业。②安排女职工从事职业禁忌作业的。③安排孕期的女职工从事对本人和胎儿、婴儿有危害的作业。④安排哺乳期的女职工从事对本人和胎儿、婴儿有危害的作业。

常见违法事实特征：①发现安排未成年工从事接触职业病危害作业的证据。②发现安排孕期、哺乳期的女职工从事对本人和胎儿、婴儿有危害的作业的证据。③违反规定安排女职工从事矿山井下作业。④违反规定安排女职工从事体力劳动强度分级标准中规定的第四级体力劳动强度的作业。⑤违反规定安排女职工从

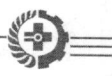

事每小时负重6次以上、每次负重超过20 kg的作业,或者间断负重、每次负重超过25 kg的作业。⑥违反规定安排女职工在经期禁忌从事冷水作业分级标准中规定的第二级、第三级、第四级冷水作业。⑦违反规定安排女职工在经期禁忌从事低温作业分级标准中规定的第二级、第三级、第四级低温作业。⑧违反规定安排女职工在经期禁忌从事体力劳动强度分级标准中规定的第三级、第四级体力劳动强度的作业。⑨违反规定安排女职工在经期禁忌从事高处作业分级标准中规定的第三级、第四级高处作业。⑩违反规定安排女职工在孕期禁忌或者哺乳期从事在工作场所空气中铅及其化合物、汞及其化合物、苯、镉、铍、砷、氰化物、氮氧化物、一氧化碳、二硫化碳、氯、己内酰胺、氯丁二烯、氯乙烯、环氧乙烷、苯胺、甲醛等有毒物质浓度超过国家职业卫生标准的作业。⑪违反规定安排女职工在孕期禁忌从事抗癌药物、己烯雌酚生产,接触麻醉剂气体等的作业。⑫违反规定安排女职工在孕期禁忌或者哺乳期从事非密封源放射性物质的操作,核事故与放射事故的应急处置。⑬违反规定安排女职工在孕期禁忌从事高处作业分级标准中规定的高处作业。⑭违反规定安排女职工在孕期禁忌从事冷水作业分级标准中规定的冷水作业。⑮违反规定安排女职工在孕期禁忌从事低温作业分级标准中规定的低温作业。⑯违反规定安排女职工在孕期禁忌从事高温作业分级标准中规定的第三级、第四级的作业。⑰违反规定安排女职工在孕期禁忌从事噪声作业分级标准中规定的第三级、第四级的作业。⑱违反规定安排女职工在孕期禁忌或者哺乳期从事体力劳动强度分级标准中规定的第三级、第四级体力劳动强度的作业。⑲违反规定安排女职工在孕期禁忌从事在密闭空间、高压室作业或者潜水作业,伴有强烈振动的作业,或者需要频繁弯腰、攀高、下蹲的作业。⑳违反规定安排女职工在哺乳期禁忌从事工作场所空气中锰、氟、溴、甲醇、有机磷化合物、有机氯化合物等有毒物质浓度超过国家职业卫生标准的作业。

行政处罚方式：直接处罚（行政罚款、情节严重的责令停止作业或者提请政府关闭）。

行政处罚幅度：《中华人民共和国职业病防治法》第七十五条第（七）项，《工作场所职业卫生监督管理规定》第五十二条第（七）项，《用人单位职业健康监护监督管理办法》第二十九条第（二）项、第（三）项：安排未成年工或者孕期、哺乳期女职工从事接触职业病危害的作业或者禁忌作业的，由安全生产监督管理部门责令限期治理，并处5万元以上30万元以下的罚款；情节严重的，责令停止产生职业病危害的作业，或者提请有关人民政府按照国务院规定的权限责令关闭。

《女职工劳动保护特别规定》第十三条：对怀孕7个月以上的女职工或者哺乳未满1周岁婴儿的女职工延长劳动时间、安排夜班劳动的，由县级以上人民政府人力资源社会保障行政部门责令限期改正，按照受侵害女职工每人1 000元以上5 000元以下的标准计算，处以罚款。

《女职工劳动保护特别规定》第十三条：用人单位违反本规定附录第一条、第二条规定的，由县级以上人民政府安全生产监督管理部门责令限期改正，按照受侵害女职工每人1 000元以上5 000元以下的标准计算，处以罚款。用人单位违反本规定附录第三条、第四条规定的，由县级以上人民政府安全生产监督管理部门责令限期治理，处5万元以上30万元以下的罚款；情节严重的，责令停止有关作业，或者提请有关人民政府按照国务院规定的权限责令关闭。

（三）劳务派遣工的管理和保护

生产经营单位使用被派遣劳动者的，应当将被派遣劳动者纳

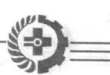

入本单位从业人员统一管理,对被派遣劳动者进行岗位安全操作规程和安全操作技能的教育和培训。劳务派遣单位应当对被派遣劳动者进行必要的安全生产教育和培训。用工单位应当为被派遣劳动者提供符合职业卫生要求的工作场所和防护设施,履行职业卫生保障责任。接受劳务派遣的用工单位应当通过签订协议的方式与劳务派遣单位明确各自的职业病防治职责,不得将工作场所职业卫生保障义务和责任转移给劳务派遣单位。劳务派遣用工单位应当履行中华人民共和国职业病防治法规定的用人单位的义务。

法律依据:《中华人民共和国安全生产法》第二十五条,《中华人民共和国劳动合同法》第五十八条,《劳务派遣暂行规定》第七条、第八条、第二十七条,《广州市职业卫生监督管理规定》第二十二条、第二十三条。

引申标准规范文件:《企业安全生产标准化基本规范》(GB/T 33000—2016)第5.4.2.4条。

监督检查方法:①查验或者询问用人单位职业健康监护管理档案相关内容。②查验或者询问劳动者个人职业健康监护档案相关内容。③查验或者询问劳务派遣工的人事档案、劳动合同及其附件。④查验或者询问用工单位与劳务派遣单位的劳务合作协议等资料。⑤可在作业现场抽选询问若干名接触职业病危害因素的劳务派遣工与其岗位工种的信息相印证。

执法文书负面表述:①未按照规定将被派遣劳动者纳入本单位的劳动者进行统一管理。②接受劳务派遣的用工单位未按照规定与劳务派遣单位签订协议,明确各自的职业病防治职责。

常见违法事实特征:①发现有被派遣劳动者独立于本单位的劳动者之外,未被纳入本单位的劳动者统一管理。②用工单位未能提供与劳务派遣单位签订的明确约定各自的职业病防治职责的合同或协议。③用工单位与劳务派遣单位签订的职业病防治职责的合同或协议没有明晰各自的职业病防治职责或者合同、协议内容违反职业病防治法律法规规章的规定。④劳务派遣工与本单位同工种员工配置的防护设施和防护用品不同,实行差异化管理。

行政处罚方式:直接处罚、间接处罚。

行政处罚幅度:劳务派遣工和用人单位职工的职业卫生权利义务一致,用人单位违反相关职业病危害保护规定的,视同本单位劳动者对照职业病防治法律法规规章的规定执行处罚。

十三、用人单位如实提供职业病诊断与鉴定资料的检查要点

用人单位应当如实提供职业病诊断、鉴定所需的劳动者职业史和职业病危害接触史、工作场所职业病危害因素检测结果、放射性工作人员个人剂量监测结果等资料；安全生产监督管理部门应当监督检查和督促用人单位提供上述资料；劳动者和有关机构也应当提供与职业病诊断、鉴定有关的资料。职业病诊断、鉴定过程中，用人单位不提供工作场所职业病危害因素检测结果等资料的，诊断、鉴定机构应当结合劳动者的临床表现、辅助检查结果和劳动者的职业史、职业病危害接触史，并参考劳动者的自述、安全生产监督管理部门提供的日常监督检查信息等，作出职业病诊断、鉴定结论。

法律依据：《中华人民共和国职业病防治法》第四十七条、第四十八条，《职业病诊断与鉴定管理办法》第二十一条、第二十四条，《工作场所职业卫生监督管理规定》第三十二条。

引申标准规范文件：《关于做好职业病诊断鉴定现场调查相关工作的通知》（粤安监〔2014〕182号）、《用人单位职业病防治指南》（GBZ/T 225—2010）第4.11条。

监督检查方法：①查验或者询问用人单位职业卫生管理档案相关内容。②查验或者询问用人单位职业健康监护管理档案和劳动者个人职业健康监护档案相关内容。③查验或者询问用人单位与劳动者签订的劳动合同及变更情况。④查验或者询问职业病诊断、鉴定机构发出的提请职业病诊断、鉴定所需材料的通知文件。⑤查验或者询问职业病诊断、鉴定机构受理诊断、鉴定的档案资料。

执法文书负面表述：①劳动者申请职业病诊断时，用人单位未按照规定如实提供劳动者的职业史和职业病危害接触史、工作场所职业病危害因素检测结果、职业健康检查结果、放射性工作人员个人剂量监测结果等资料。②劳动者申请职业病鉴定时，用人单位未按照规定如实提供劳动者的职业史和职业病危害接触史、工作场所职业病危害因素检测结果、职业健康检查结果、放射性工作人员个人剂量监测结果等资料。③拒绝、阻挠职业病诊断机构或者鉴定机构组织的现场调查。④拒绝安全生产监督管理部门组织的现场调查。

常见违法事实特征：①用人单位拒绝为本单位劳动者提供进行职业病诊断、鉴定需要的材料。②用人单位在接到职业病诊断机构要求提供诊断资料的通知后，未能在10日内如实提供相关诊断资料。③发现用人单位提供给劳动者的职业病诊断、鉴定需要的劳动者职业史和职业病危害接触史、工作场所职业病危害因素检测结果、放射性工作人员个人剂量监测结果等资料与真实情况不一致，或者出具虚假证明文件。④拒绝、阻挠配合诊断机构或者鉴定机构组织的职业卫生现场调查。⑤拒绝安全生产监督管理部门组织的现场调查。

行政处罚方式：直接处罚（行政警告、情节严重的责令停止作业或者提请政府关闭）、间接处罚（逾期不改正的处行政罚款）。

行政处罚幅度：《中华人民共和国职业病防治法》第七十二条第（九）项、第（十）项，《工作场所职业卫生监督管理规定》第五十一条第（八）项、第（九）项：拒绝职业卫生监督管理部门监督检查的，或者拒不提供职业病诊断、鉴定所需资料的，由安全生产监督管理部门给予警告，责令限期改正；逾期不改正的，处5万元以上20万元以下的罚款；情节严重的，责令停止产生职业病危害的作业，或者提请有关人民政府按照国务院规定的权限责令关闭。

十四、用人单位妥善安置疑似职业病病人和职业病病人的检查要点

用人单位和医疗卫生机构发现职业病病人或者疑似职业病病人时,应当及时向所在地卫生行政部门和安全生产监督管理部门报告。应当及时安排对疑似职业病病人进行诊断。疑似职业病病人在诊断、医学观察期间的费用,由用人单位承担。应当按照国家有关规定,安排职业病病人进行治疗、康复和定期检查。劳动者被诊断患有职业病,但用人单位没有依法参加工伤保险的,其医疗和生活保障由该用人单位承担。职业病病人变动工作单位,其依法享有的待遇不变。

法律依据:《中华人民共和国职业病防治法》第五十条、第五十五条、第五十六条、第五十七条、第五十八条、第五十九条、第六十条、第六十一条,《工作场所职业卫生监督管理规定》第三十六条。

引申标准规范文件:《关于贯彻执行〈中华人民共和国劳动法〉若干问题的意见》第五十九条、《用人单位职业病防治指南》(GBZ/T 225—2010)第4.11.7条。

监督检查方法:①查验或者询问用人单位职业健康监护管理档案相关内容。②查验或者询问劳动者个人职业健康监护档案相关内容。③查验或者询问职业病病人、疑似职业病病人一览表。④查验或者询问职业病病人、疑似职业病病人的劳动合同及其附件。⑤查验或者询问职业病诊断、鉴定机构出具的职业病诊断、鉴定结果的证明资料。⑥查验或者询问用人单位疑似职业病、职业病人的岗位调动文件。

执法文书负面表述:①疑似职业病病人在诊断期间的职业病

诊断费用依照所在地区政策规定应由用人单位承担而未按照规定承担。②疑似职业病病人在鉴定期间的职业病鉴定费用依照所在地区政策规定应由用人单位承担而未按照规定承担。③未按照规定承担疑似职业病病人在诊断或者医学观察期间的医疗费用。④未按照规定承担职业病病人的生活保障费用。⑤未按照规定安排职业病病人进行治疗、康复和定期检查。⑥未按照规定报告职业病或者疑似职业病。⑦在报告职业病或者疑似职业病的过程中弄虚作假。

常见违法事实特征：①未能提供安排疑似职业病病人进行诊断、医学观察的证明资料。②发现用人单位与劳动者签订的合同终止于劳动者作为疑似职业病病人进行诊断或者医学观察期间。③发现未将不适宜继续从事原工作的职业病病人调离原岗位。④未对从事接触职业病危害的作业劳动者给予适当岗位津贴。⑤发现未按照规定承担疑似职业病病人在诊断期间的诊断费用的证据。⑥发现未按照规定承担疑似职业病病人在鉴定期间的鉴定费用的证据。⑦发现未按照规定承担职业病病人在诊断或者医学观察期间的医疗费用的证据。⑧发现未按照规定承担疑似职业病病人在诊断或者医学观察期间的医疗费用的证据。⑨发现未按照规定承担职业病病人的医疗、生活保障费用的证据。⑩用人单位在发生分立、合并、解散、破产等情形时，拒绝对从事接触职业病危害的作业的劳动者进行离岗前职业健康检查，并未按照国家有关规定妥善安置职业病病人。⑪未按照规定报告职业病或者疑似职业病。⑫发现在报告职业病或者疑似职业病的过程中有弄虚作假行为的证据。

行政处罚方式：直接处罚（行政警告、行政罚款、情节严重的责令停止作业或者提请政府关闭）、间接处罚（逾期不改正的处行政罚款）。

行政处罚幅度：《中华人民共和国职业病防治法》第七十二

条第（六）项、第（十一）项，《工作场所职业卫生监督管理规定》第五十一条第（十）项：未按照规定安排职业病病人、疑似职业病病人进行诊治的，或者未按照规定承担职业病诊断、鉴定费用和职业病病人的医疗、生活保障费用的，由安全生产监督管理部门给予警告，责令限期改正；逾期不改正的，处5万元以上20万元以下的罚款；情节严重的，责令停止产生职业病危害的作业，或者提请有关人民政府按照国务院规定的权限责令关闭。

《中华人民共和国职业病防治法》第七十四条、《工作场所职业卫生监督管理规定》第五十五条：未按照规定报告职业病、疑似职业病的，由安全生产监督管理部门责令限期改正，给予警告，可以并处1万元以下的罚款；弄虚作假的，并处2万元以上5万元以下的罚款；对直接负责的主管人员和其他直接责任人员，可以依法给予降级或者撤职的处分。

十五、用人单位依照民事法律承担损害赔偿的检查要点

职业病病人除依法享有工伤保险外，依照有关民事法律，尚有获得赔偿的权利的，有权向用人单位提出赔偿要求。侵害公民身体造成伤害的，应当赔偿医疗费、因误工减少的收入、残废者生活补助费等费用；造成死亡的，并应当支付丧葬费、死者生前扶养的人必要的生活费等费用。

法律依据：《中华人民共和国民法通则》第一百一十九条，《中华人民共和国职业病防治法》第五十八条，《中华人民共和国侵权责任法》第十六条、第七十二条。

引申标准规范文件：《最高人民法院关于审理人身损害赔偿案件适用法律若干问题的解释》（法释〔2003〕第20号）、《用人单位职业病防治指南》（GBZ/T 225—2010）第4.1.13条。

监督检查方法：①查验用人单位职业健康监护管理档案。②查验用人单位职业病病人一览表。③查验或职业病病人个人职业健康监护档案，具体了解处置相关档案资料。④查验或者询问职业病诊断、鉴定机构出具的职业病诊断、鉴定结果的证明资料。

执法文书负面表述：拒绝职业病病人提出的合理赔偿要求，未依法对职业病病人进行损害赔偿。

常见违法事实特征：①用人单位以工伤保险完全代替对职业病病人的损害赔偿。②用人单位以工资代替对职业病病人的损害赔偿。③用人单位完全拒绝职业病病人提出的合理赔偿要求。

承担责任方式：经济赔偿。

承担责任幅度：依照《中华人民共和国民法通则》的责任方式承担法律责任。

《中华人民共和国侵权责任法》第十六条：侵害他人造成人身损害的，应当赔偿医疗费、护理费、交通费等为治疗和康复支出的合理费用，以及因误工减少的收入。造成残疾的，还应当赔偿残疾生活辅助具费和残疾赔偿金。造成死亡的，还应当赔偿丧葬费和死亡赔偿金。

十六、用人单位履行劳动合同法定义务的检查要点

用人单位违反关于如实告知职业病危害义务规定的,劳动者有权拒绝从事存在职业病危害的作业,用人单位不得因此解除与劳动者所订立的劳动合同。对未进行离岗前职业健康检查的劳动者,不得解除或者终止与其订立的劳动合同。在疑似职业病病人诊断或者医学观察期间,不得解除或者终止与其订立的劳动合同。劳动者拒绝用人单位强令其进行没有职业病防护措施的作业或者劳动者已确诊为职业病,但未进行工伤鉴定、未按工伤保险标准获得赔偿,用人单位不得解除或者终止与其订立的劳动合同。

用人单位违反《中华人民共和国劳动合同法》的规定解除或者终止劳动合同,劳动者要求继续履行劳动合同的,用人单位应当继续履行;劳动者不要求继续履行劳动合同或者劳动合同已经不能继续履行的,用人单位应当依照《中华人民共和国劳动合同法》第八十七条的规定支付赔偿金。

法律依据:《中华人民共和国职业病防治法》第三十三条、第三十五条第二款、第五十五条第二款,《中华人民共和国劳动合同法》第四十二条、第四十八条,《工作场所职业卫生监督管理规定》第二十九条,《用人单位职业健康监护监督管理办法》第十五条第二款,《广州市职业卫生监督管理规定》第十七条。

引申文件标准规范:《用人单位职业病防治指南》(GBZ/T 225—2010)第4.8.6条。

监督检查方法:①查验用人单位职业健康监护管理档案,查阅接触职业病危害因素的离岗劳动者名册。②查验用人单位职业

病病人、疑似职业病病人一览表。③查验或者询问职业病病人个人职业健康监护档案,具体了解处置相关档案资料。④查验或者询问职业病病人、疑似职业病病人的劳动合同及其附件。⑤查验或者询问职业病诊断、鉴定机构出具的职业病诊断、鉴定结果的证明资料。

执法文书负面表述:①在疑似职业病病人诊断期间,违反规定解除或者终止与其订立的劳动合同。②在疑似职业病病人医学观察期间,违反规定解除或者终止与其订立的劳动合同。③对未进行离岗前职业健康检查的劳动者,违反规定解除或者终止与其订立的劳动合同。⑤对于已确诊为职业病但未进行工伤鉴定、未按工伤保险标准获得赔偿的劳动者,违反规定解除或者终止与其订立的劳动合同。⑥劳动者拒绝用人单位强令其进行没有职业病防护措施的作业,违反规定解除或者终止与其订立的劳动合同。

常见违法事实特征:①发现在疑似职业病病人诊断期间,用人单位违反规定解除或者终止与疑似职业病病人订立的劳动合同的证据。②发现在疑似职业病病人医学观察期间,用人单位违反规定解除或者终止与疑似职业病病人订立的劳动合同的证据。③发现对未进行离岗前职业健康检查的劳动者,用人单位违反规定解除或者终止与其订立的劳动合同的证据。④发现对于已确诊为职业病但未进行工伤鉴定、未按工伤保险标准获得赔偿的劳动者,违反规定解除或者终止与其订立的劳动合同的证据。⑤发现劳动者拒绝用人单位强令其进行没有职业病防护措施的作业,而用人单位违反规定解除或者终止与其订立的劳动合同的证据。

承担责任方式:继续履行劳动合同或者支付赔偿金。

承担责任幅度:《中华人民共和国劳动合同法》第八十七条:用人单位违反本法规定解除或者终止劳动合同的,应当依照本法第四十七条规定的经济补偿标准的二倍向劳动者支付赔偿金。

第二部分
用人单位主要负责人职业病防治责任的检查要点

用人单位的主要负责人对本单位的职业病防治工作全面负责，对本单位职业卫生管理工作负有下列职责：组织制定本单位职业卫生规章制度并督促实施；组织制定并实施本单位职业卫生教育和培训计划；落实职业卫生资金投入；督促、检查本单位的职业卫生工作，及时消除职业病危害事故隐患；发生职业病危害事故时迅速组织采取措施，并及时如实报告，做好善后工作，配合调查处理；法律、法规规定的其他职业卫生管理职责。

法律依据：《中华人民共和国职业病防治法》第六条、《工作场所职业卫生监督管理规定》第四条、《广州市职业卫生监督管理规定》第八条。

引申标准规范文件：《国家安全监管总局办公厅关于加强用人单位职业卫生培训工作的通知》（安监总厅安健〔2015〕121号）、《用人单位职业病防治指南》（GBZ/T 225—2010）第4.1.2条、《企业安全生产标准化基本规范》（GB/T 33000—2016）第5.1.2.2条。

监督检查方法：①查验用人单位职业卫生管理档案，检查用人单位主要负责人职务任免的正式文件。②查验用人单位安全健康委员会成立的正式文件。③查验职业卫生宣传培训档案，检查制定的本单位职业卫生规章制度和职业卫生教育培训计划，以及具体实施落实的情况。④查验或者询问职业病危害事故隐患排查治理的落实情况。⑤查验或者询问制定的本单位职业病危害事故应急预案。⑥查验或者询问用人单位研究和协调解决职业卫生重大问题的会议记录。⑦查验或者询问用人单位职业卫生资金投入的财务会计报告。⑧查验或者询问用人单位主要负责人组织日常职业卫生检查的签名记录资料。⑨查验或者询问发生职业病危害事故的报告与应急处置管理台账资料。

执法文书负面表述：①未按照规定组织制定本单位职业卫生规章制度并督促实施。②未按照规定组织制定并实施单位职业卫生教育和培训计划。③未按照规定落实职业卫生资金投入。④未落实督促、检查本单位的职业卫生工作，并及时消除职业病危害事故隐患。⑤发生职业病危害事故时，未依法迅速组织采取措施，未及时如实报告有关部门，未做好善后工作，不配合调查处理。

常见违法事实特征：①未能提供有印发董事长、党委书记、总经理对本单位职业卫生工作共同承担主要领导责任的正式文件，如印发文件中无明确发文主体、生效日期落款和单位签章等关键要素，视为无效提供。②未能提供有印发本单位职业卫生规章制度的正式文件，如印发文件中无明确发文主体、生效日期落款和单位签章等关键要素，视为无效提供。③未按照规定成立安全健康委员会，或者确定委员会主任并非由董事长或者总经理担任。④未能提供主要负责人定期向董事会报告职业卫生情况的记录。⑤未能提供由主要负责人本人签发的单位规章制度的正式文件。⑥提供的正式印发的 12 项职业卫生管理制度缺失不全。⑦未能提供由主要负责人本人签发的单位职业卫生教育培训计划的正式文件，如印发文件中无明确年度符号、生效日期落款和单位签章等关键要素，视为无效提供。⑧在培训教育计划实施过程中以安全生产培训内容来代替职业卫生培训内容。⑨未能提供由主要负责人本人签发的本单位职业病危害事故应急预案。⑩未能提供由主要负责人签发的本单位职业卫生管理机构或者专兼职职业卫生管理人员的任免文件。⑪未能提供每半年至少组织一次以上的本单位公司级的职业卫生大检查及相关书面签名记录。⑫未能提供每半年至少主持召开一次公司级会议，研究和解决职业卫生工作的重大问题的会议记录。⑬未能提供部署和督促有关业务管理机构和责任人员及时消除职业病危害事故隐患的有关会议或者活动的书面记录。⑭在公司的财务会计报告中，未列明职业卫生资金的投入和使用情况的记录。⑮发现未及时处理职业卫生管理人员报告的职业病危害问题的相关证据。

行政处罚方式：直接处罚（造成职业病危害事故的处行政罚款）、间接处罚（逾期不改正的处行政罚款）。

行政处罚幅度：《广州市职业卫生监督管理规定》第三十四条：未履行职业卫生管理职责的，由安全生产监督管理部门责令改正，逾期不改正的，分别处以1万元以上2万元以下的罚款；造成职业病危害事故的，分别处以2万元以上3万元以下的罚款。

第三部分
用人单位分管负责人职业病防治责任的检查要点

　　用人单位分管安全生产的负责人对本单位职业病防治工作负直接领导责任，在主要负责人的领导下开展职业卫生管理工作，并履行下列职责：组织实施本单位职业卫生规章制度；组织落实职业病危害防治措施，消除职业病危害事故隐患；组织协调和督促落实职业卫生教育和培训工作；及时报告职业病危害事故隐患和职业卫生情况，提请研究本单位职业卫生重大事项；组织开展工作场所职业病危害因素监测检测、接触职业病危害因素劳动者职业健康监护和建设项目职业病防护设施"三同时"工作；协调和督促本单位职业卫生管理机构履行职责；法律、法规规定的其他职业卫生管理职责。

　　法律依据：《广州市职业卫生监督管理规定》第七条第二款、第九条。

　　引申标准规范文件：《国家安全监管总局办公厅关于加强用人单位职业卫生培训工作的通知》（安监总厅安健〔2015〕121号）、《工业企业设计卫生标准》（GBZ 1—2010）、《生产安全事故应急预案管理办法》、《用人单位职业病防治指南》（GBZ/T

225—2010）第4.1.2.2条、《企业安全生产标准化基本规范》（GB/T 33000—2016）第5.1.2.2条。

监督检查方法：①查验用人单位职业卫生管理档案，检查用人单位分管负责人职务任免的正式文件。②查验用人单位安全健康委员会成立的正式文件。③查验用人单位职业健康监护管理档案。④查验职业卫生宣传培训档案，检查制定的本单位职业卫生规章制度和职业卫生教育培训计划，以及具体实施落实的情况。⑤查验或者询问职业病危害事故隐患排查治理的落实情况。⑥查验或者询问建设项目职业病防护设施"三同时"执行及归档的情况。⑦查验或者询问用人单位研究和协调解决职业卫生具体问题的会议记录。⑧查验或者询问用人单位职业卫生资金投入的财务会计报告。⑨查验或者询问用人单位分管负责人组织日常职业卫生检查的签名记录资料。⑩查验或者询问发生职业病危害事故的报告与应急处置管理台账资料。

执法文书负面表述：①未按照规定组织实施本单位职业卫生规章制度。②未按照规定组织落实职业病危害防治措施，消除职业病危害事故隐患。③未按照规定组织协调和督促落实职业卫生教育和培训工作。④未按照规定及时报告职业病危害事故隐患和职业卫生情况。⑤未按照规定组织开展工作场所职业病危害因素监测检测、接触职业病危害因素劳动者职业健康监护工作。⑥未按照规定组织开展建设项目职业病防护设施"三同时"工作。⑦未按照规定协调和督促本单位职业卫生管理机构履行职责。

常见违法事实特征：①未能提供组织实施本单位职业卫生规章制度的有关工作会议或者活动的书面记录文件。②未能提供组织实施的本单位职业卫生教育培训计划的有关工作会议或者活动的书面记录文件。③未能提供每季度至少组织或者参与一次本单位公司级的职业卫生大检查活动的书面签名记录。④未能提供每季度至少主持召开一次职业卫生管理机构工作会议的书面签名记录。⑤未能提供部署和督促有关管理机构和责任人员及时消除职业病危害事故隐患的有关会议或者活动的书面记录。⑥在公司的财务会计报告中，未见职业卫生资金的投入和使用情况的记录。⑦未能提供工作场所职业病危害因素监测检测报告资料。⑧未能提供开展接触职业病危害因素劳动者职业健康监护工作的资料文件。⑨发现违反规定未组织开展建设项目职业病防护设施"三同时"工作的证据。⑩发现未及时处理职业卫生管理人员报告的职业病危害问题的相关证据。

行政处罚方式：直接处罚（造成职业病危害事故的处行政罚款）、间接处罚（逾期不改正的处行政罚款）。

行政处罚幅度：《广州市职业卫生监督管理规定》第三十四条：未履行职业卫生管理职责的，由安全生产监督管理部门责令改正，逾期不改正的，分别处以 1 万元以上 2 万元以下的罚款；造成职业病危害事故的，分别处以 2 万元以上 3 万元以下的罚款。

第四部分
引用的法律法规标准文件

一、法律、法规、规章

（1）《中华人民共和国民法通则》中华人民共和国主席令第37号（1986）。

（2）《中华人民共和国职业病防治法》2017年11月4日第十二届全国人民代表大会常务委员会第三十次会议通过修正。

（3）《中华人民共和国安全生产法》经2014年8月31日第十二届全国人民代表大会常务委员会第十次会议《关于修改〈中华人民共和国安全生产法〉的决定》修正。

（4）《中华人民共和国侵权责任法》中华人民共和国主席令第21号（2009）。

（5）《中华人民共和国劳动法》中华人民共和国主席令第28号（1995）。

（6）《中华人民共和国劳动合同法》中华人民共和国主席令第73号（2012）。

（7）《生产安全事故报告和调查处理条例》国务院令第493号。

（8）《女职工劳动保护特别规定》国务院令第619号。

（9）《工作场所职业卫生监督管理规定》国家安全生产监督管理总局令第47号（2012）。

（10）《职业病危害项目申报办法》国家安全生产监督管理总局令第48号（2012）。

（11）《用人单位职业健康监护监督管理办法》国家安全生产监督管理总局令第49号（2012）。

（12）《建设项目职业病防护设施"三同时"监督管理办法》国家安全生产监督管理总局令第90号（2017）。

（13）《生产安全事故应急预案管理办法》国家安全生产监督管理总局令第88号（2016）。

（14）《工贸企业有限空间作业安全管理与监督暂行规定》国家安全监管总局令第59号（2013）。

（15）《职业健康检查管理办法》国家卫生和计划生育委员会令第5号（2015）。

（16）《职业病诊断与鉴定管理办法》卫生部令第91号（2013）。

（17）《劳务派遣暂行规定》国家人力资源和社会保障部令第22号（2014）。

（18）《实施〈社会保险法〉若干规定》（人力资源和社会保障部令第13号）。

（19）《广东省高温天气劳动保护办法》广东省人民政府令第166号（2011）。

（20）《广东省实施〈女职工劳动保护特别规定〉办法》广东省人民政府令第227号（2016）。

（21）《广州市职业卫生监督管理规定》广州市人民政府令第118号（2015）。

二、规范、标准、文件

（1）《职业卫生档案管理规范》（安监总厅安健〔2013〕171号）。

（2）《用人单位职业病危害告知与警示标识管理规范》（安监总厅安健〔2014〕111号）。

（3）《用人单位职业病危害因素定期检测管理规范》（安监总厅安健〔2015〕16号）。

（4）《防暑降温措施管理办法》（安监总安健〔2012〕89号）。

（5）《关于开展工贸企业有限空间作业条件确认工作的通知》（安监总厅管四〔2014〕37号）。

（6）《广东省人民政府办公厅关于印发广东省生产安全事故隐患排查治理办法和广东省生产安全事故调查处理办法的通知》（粤府办〔2015〕55号）。

（7）《国家安全监管总局关于印发淘汰落后安全技术装备目录（2015年第一批）的通知》。

（8）《国家安全监管总局办公厅关于加强用人单位职业卫生培训工作的通知》（安监总厅安健〔2015〕121号）。

（9）《关于贯彻执行〈中华人民共和国劳动法〉若干问题的意见》（劳部发〔1995〕309号）。

（10）国家安全监管总局办公厅关于职业危害事故调查处理有关问题的复函（安监总厅安健函〔2011〕47号）。

（11）卫生部关于印发《高毒物品目录》的通知（卫法监发〔2003〕142号）。

（12）《关于做好职业病诊断鉴定现场调查相关工作的通知》

(粤安监〔2014〕182号)。

(13)《国家安全生产监督管理总局办公厅关于贯彻落实〈建设项目职业病防护设施"三同时"监督管理办法〉的通知》(安监总厅安健〔2017〕37号)。

(14)《国家安全生产监督管理总局关于推进安全生产与职业健康一体化监管执法的指导意见》(安监总厅安健〔2017〕74号)。

(15)《工作场所防止职业中毒卫生工程防护措施规范》(GBZ/T 194—2007)。

(16)《个体防护装备 职业鞋》(GB 21146—2007)。

(17)《呼吸防护用品的选择、使用与维护》(GB/T 18664—2002)。

(18)《密闭空间作业职业危害防护规范》(GBZ/T 205—2007)。

(19)《工作场所有害因素职业接触限值 第1部分:化学有害因素》(GBZ 2.1—2007)。

(20)《工作场所有害因素职业接触限值 第2部分:物理因素》(GBZ 2.2—2007)。

(21)《个体防护装备选用规范》(GBT 11651—2008)。

(22)《工业企业设计卫生标准》(GBZ 1—2010)。

(23)《高毒物品作业岗位职业病危害告知规范》(GBZ/T 203—2007)。

(24)《职业健康监护技术规范》(GBZ 188—2014)。

(25)《工作场所物理因素测量》GBZ/T 189—2007。

(26)《工作场所空气中粉尘测定》GBZ/T 192—2007。

(27)《用人单位职业病防治指南》(GBZ/T 225—2010)。

(28)《箱包皮具制鞋行业职业卫生管理规范》(DB J440100/T 283—2017)。

(29)《职业病危害评价通则》(GBZ/T 277—2016)。

(30)《最高人民法院关于审理人身损害赔偿案件适用法律若干问题的解释》(法释〔2003〕第 20 号)。

(31)《工作场所职业病危害警示标识》(GBZ 158—2003)。

(32)《企业安全生产标准化基本规范》(GB/T 33000—2016)。

(33)《工作场所空气中有害物质监测的采样规范》(GBZ 159—2004)。

(34)《有机溶剂作业场所个人职业病防护用品使用规范》(GBZ 195—2007)。

(35)《个体防护装备配备基本要求》(GB/T 29510—2013)。

[附]
中华人民共和国职业病防治法

(2001年10月27日第九届全国人民代表大会常务委员会第二十四次会议通过 根据2011年12月31日第十一届全国人民代表大会常务委员会第二十四次会议《关于修改〈中华人民共和国职业病防治法〉的决定》第一次修正 根据2016年7月2日第十二届全国人民代表大会常务委员会第二十一次会议《关于修改〈中华人民共和国节约能源法〉等六部法律的决定》第二次修正 根据2017年11月4日第十二届全国人民代表大会常务委员会第三十次会议通过《关于修改〈中华人民共和国会计法〉等十一部法律的决定》第三次修正)

第一章 总 则

第一条 为了预防、控制和消除职业病危害,防治职业病,保护劳动者健康及其相关权益,促进经济社会发展,根据宪法,制定本法。

第二条 本法适用于中华人民共和国领域内的职业病防治活动。

本法所称职业病，是指企业、事业单位和个体经济组织等用人单位的劳动者在职业活动中，因接触粉尘、放射性物质和其他有毒、有害因素而引起的疾病。

职业病的分类和目录由国务院卫生行政部门会同国务院安全生产监督管理部门、劳动保障行政部门制定、调整并公布。

第三条 职业病防治工作坚持预防为主、防治结合的方针，建立用人单位负责、行政机关监管、行业自律、职工参与和社会监督的机制，实行分类管理、综合治理。

第四条 劳动者依法享有职业卫生保护的权利。

用人单位应当为劳动者创造符合国家职业卫生标准和卫生要求的工作环境和条件，并采取措施保障劳动者获得职业卫生保护。

工会组织依法对职业病防治工作进行监督，维护劳动者的合法权益。用人单位制定或者修改有关职业病防治的规章制度，应当听取工会组织的意见。

第五条 用人单位应当建立、健全职业病防治责任制，加强对职业病防治的管理，提高职业病防治水平，对本单位产生的职业病危害承担责任。

第六条 用人单位的主要负责人对本单位的职业病防治工作全面负责。

第七条 用人单位必须依法参加工伤保险。

国务院和县级以上地方人民政府劳动保障行政部门应当加强对工伤保险的监督管理，确保劳动者依法享受工伤保险待遇。

第八条 国家鼓励和支持研制、开发、推广、应用有利于职业病防治和保护劳动者健康的新技术、新工艺、新设备、新材料，加强对职业病的机理和发生规律的基础研究，提高职业病防治科学技术水平；积极采用有效的职业病防治技术、工艺、设备、材料；限制使用或者淘汰职业病危害严重的技术、工艺、设备、材料。

国家鼓励和支持职业病医疗康复机构的建设。

第九条 国家实行职业卫生监督制度。

国务院安全生产监督管理部门、卫生行政部门、劳动保障行政部门依照本法和国务院确定的职责，负责全国职业病防治的监督管理工作。国务院有关部门在各自的职责范围内负责职业病防治的有关监督管理工作。

县级以上地方人民政府安全生产监督管理部门、卫生行政部门、劳动保障行政部门依据各自职责，负责本行政区域内职业病防治的监督管理工作。县级以上地方人民政府有关部门在各自的职责范围内负责职业病防治的有关监督管理工作。

县级以上人民政府安全生产监督管理部门、卫生行政部门、劳动保障行政部门（以下统称职业卫生监督管理部门）应当加强沟通，密切配合，按照各自职责分工，依法行使职权，承担责任。

第十条 国务院和县级以上地方人民政府应当制定职业病防治规划，将其纳入国民经济和社会发展计划，并组织实施。

县级以上地方人民政府统一负责、领导、组织、协调本行政区域的职业病防治工作，建立健全职业病防治工作体制、机制，统一领导、指挥职业卫生突发事件应对工作；加强职业病防治能力建设和服务体系建设，完善、落实职业病防治工作责任制。

乡、民族乡、镇的人民政府应当认真执行本法，支持职业卫生监督管理部门依法履行职责。

第十一条 县级以上人民政府职业卫生监督管理部门应当加强对职业病防治的宣传教育，普及职业病防治的知识，增强用人单位的职业病防治观念，提高劳动者的职业健康意识、自我保护意识和行使职业卫生保护权利的能力。

第十二条 有关防治职业病的国家职业卫生标准，由国务院卫生行政部门组织制定并公布。

国务院卫生行政部门应当组织开展重点职业病监测和专项调查，对职业健康风险进行评估，为制定职业卫生标准和职业病防治政策提供科学依据。

县级以上地方人民政府卫生行政部门应当定期对本行政区域的职业病防治情况进行统计和调查分析。

第十三条 任何单位和个人有权对违反本法的行为进行检举和控告。有关部门收到相关的检举和控告后，应当及时处理。

对防治职业病成绩显著的单位和个人，给予奖励。

第二章 前期预防

第十四条 用人单位应当依照法律、法规要求，严格遵守国家职业卫生标准，落实职业病预防措施，从源头上控制和消除职业病危害。

第十五条 产生职业病危害的用人单位的设立除应当符合法律、行政法规规定的设立条件外，其工作场所还应当符合下列职业卫生要求：

（一）职业病危害因素的强度或者浓度符合国家职业卫生标准；

（二）有与职业病危害防护相适应的设施；

（三）生产布局合理，符合有害与无害作业分开的原则；

（四）有配套的更衣间、洗浴间、孕妇休息间等卫生设施；

（五）设备、工具、用具等设施符合保护劳动者生理、心理健康的要求；

(六)法律、行政法规和国务院卫生行政部门、安全生产监督管理部门关于保护劳动者健康的其他要求。

第十六条 国家建立职业病危害项目申报制度。

用人单位工作场所存在职业病目录所列职业病的危害因素的,应当及时、如实向所在地安全生产监督管理部门申报危害项目,接受监督。

职业病危害因素分类目录由国务院卫生行政部门会同国务院安全生产监督管理部门制定、调整并公布。职业病危害项目申报的具体办法由国务院安全生产监督管理部门制定。

第十七条 新建、扩建、改建建设项目和技术改造、技术引进项目(以下统称建设项目)可能产生职业病危害的,建设单位在可行性论证阶段应当进行职业病危害预评价。

医疗机构建设项目可能产生放射性职业病危害的,建设单位应当向卫生行政部门提交放射性职业病危害预评价报告。卫生行政部门应当自收到预评价报告之日起三十日内,作出审核决定并书面通知建设单位。未提交预评价报告或者预评价报告未经卫生行政部门审核同意的,不得开工建设。

职业病危害预评价报告应当对建设项目可能产生的职业病危害因素及其对工作场所和劳动者健康的影响作出评价,确定危害类别和职业病防护措施。

建设项目职业病危害分类管理办法由国务院安全生产监督管理部门制定。

第十八条 建设项目的职业病防护设施所需费用应当纳入建设项目工程预算,并与主体工程同时设计,同时施工,同时投入生产和使用。

建设项目的职业病防护设施设计应当符合国家职业卫生标准和卫生要求;其中,医疗机构放射性职业病危害严重的建设项目的防护设施设计,应当经卫生行政部门审查同意后,方可施工。

建设项目在竣工验收前，建设单位应当进行职业病危害控制效果评价。

医疗机构可能产生放射性职业病危害的建设项目竣工验收时，其放射性职业病防护设施经卫生行政部门验收合格后，方可投入使用；其他建设项目的职业病防护设施应当由建设单位负责依法组织验收，验收合格后，方可投入生产和使用。安全生产监督管理部门应当加强对建设单位组织的验收活动和验收结果的监督核查。

第十九条 国家对从事放射性、高毒、高危粉尘等作业实行特殊管理。具体管理办法由国务院制定。

第三章 劳动过程中的防护与管理

第二十条 用人单位应当采取下列职业病防治管理措施：

（一）设置或者指定职业卫生管理机构或者组织，配备专职或者兼职的职业卫生管理人员，负责本单位的职业病防治工作；

（二）制定职业病防治计划和实施方案；

（三）建立、健全职业卫生管理制度和操作规程；

（四）建立、健全职业卫生档案和劳动者健康监护档案；

（五）建立、健全工作场所职业病危害因素监测及评价制度；

（六）建立、健全职业病危害事故应急救援预案。

第二十一条 用人单位应当保障职业病防治所需的资金投入，不得挤占、挪用，并对因资金投入不足导致的后果承担责任。

第二十二条 用人单位必须采用有效的职业病防护设施，并为劳动者提供个人使用的职业病防护用品。

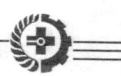

用人单位为劳动者个人提供的职业病防护用品必须符合防治职业病的要求；不符合要求的，不得使用。

第二十三条 用人单位应当优先采用有利于防治职业病和保护劳动者健康的新技术、新工艺、新设备、新材料，逐步替代职业病危害严重的技术、工艺、设备、材料。

第二十四条 产生职业病危害的用人单位，应当在醒目位置设置公告栏，公布有关职业病防治的规章制度、操作规程、职业病危害事故应急救援措施和工作场所职业病危害因素检测结果。

对产生严重职业病危害的作业岗位，应当在其醒目位置，设置警示标识和中文警示说明。警示说明应当载明产生职业病危害的种类、后果、预防以及应急救治措施等内容。

第二十五条 对可能发生急性职业损伤的有毒、有害工作场所，用人单位应当设置报警装置，配置现场急救用品、冲洗设备、应急撤离通道和必要的泄险区。

对放射工作场所和放射性同位素的运输、贮存，用人单位必须配置防护设备和报警装置，保证接触放射线的工作人员佩戴个人剂量计。

对职业病防护设备、应急救援设施和个人使用的职业病防护用品，用人单位应当进行经常性的维护、检修，定期检测其性能和效果，确保其处于正常状态，不得擅自拆除或者停止使用。

第二十六条 用人单位应当实施由专人负责的职业病危害因素日常监测，并确保监测系统处于正常运行状态。

用人单位应当按照国务院安全生产监督管理部门的规定，定期对工作场所进行职业病危害因素检测、评价。检测、评价结果存入用人单位职业卫生档案，定期向所在地安全生产监督管理部门报告并向劳动者公布。

职业病危害因素检测、评价由依法设立的取得国务院安全生产监督管理部门或者设区的市级以上地方人民政府安全生产监督管理部门按照职责分工给予资质认可的职业卫生技术服务机构进行。职业卫生技术服务机构所作检测、评价应当客观、真实。

发现工作场所职业病危害因素不符合国家职业卫生标准和卫生要求时，用人单位应当立即采取相应治理措施，仍然达不到国家职业卫生标准和卫生要求的，必须停止存在职业病危害因素的作业；职业病危害因素经治理后，符合国家职业卫生标准和卫生要求的，方可重新作业。

第二十七条 职业卫生技术服务机构依法从事职业病危害因素检测、评价工作，接受安全生产监督管理部门的监督检查。安全生产监督管理部门应当依法履行监督职责。

第二十八条 向用人单位提供可能产生职业病危害的设备的，应当提供中文说明书，并在设备的醒目位置设置警示标识和中文警示说明。警示说明应当载明设备性能、可能产生的职业病危害、安全操作和维护注意事项、职业病防护以及应急救治措施等内容。

第二十九条 向用人单位提供可能产生职业病危害的化学品、放射性同位素和含有放射性物质的材料的，应当提供中文说明书。说明书应当载明产品特性、主要成分、存在的有害因素、可能产生的危害后果、安全使用注意事项、职业病防护以及应急救治措施等内容。产品包装应当有醒目的警示标识和中文警示说明。贮存上述材料的场所应当在规定的部位设置危险物品标识或者放射性警示标识。

国内首次使用或者首次进口与职业病危害有关的化学材料，使用单位或者进口单位按照国家规定经国务院有关部门批准后，应当向国务院卫生行政部门、安全生产监督管理部门报送该化学材料的毒性鉴定以及经有关部门登记注册或者批准进口的文件等资料。

进口放射性同位素、射线装置和含有放射性物质的物品的，按照国家有关规定办理。

第三十条 任何单位和个人不得生产、经营、进口和使用国家明令禁止使用的可能产生职业病危害的设备或者材料。

第三十一条 任何单位和个人不得将产生职业病危害的作业转移给不具备职业病防护条件的单位和个人。不具备职业病防护条件的单位和个人不得接受产生职业病危害的作业。

第三十二条 用人单位对采用的技术、工艺、设备、材料，应当知悉其产生的职业病危害，对有职业病危害的技术、工艺、设备、材料隐瞒其危害而采用的，对所造成的职业病危害后果承担责任。

第三十三条 用人单位与劳动者订立劳动合同（含聘用合同，下同）时，应当将工作过程中可能产生的职业病危害及其后果、职业病防护措施和待遇等如实告知劳动者，并在劳动合同中写明，不得隐瞒或者欺骗。

劳动者在已订立劳动合同期间因工作岗位或者工作内容变更，从事与所订立劳动合同中未告知的存在职业病危害的作业时，用人单位应当依照前款规定，向劳动者履行如实告知的义务，并协商变更原劳动合同相关条款。

用人单位违反前两款规定的，劳动者有权拒绝从事存在职业病危害的作业，用人单位不得因此解除与劳动者所订立的劳动合同。

第三十四条 用人单位的主要负责人和职业卫生管理人员应当接受职业卫生培训，遵守职业病防治法律、法规，依法组织本单位的职业病防治工作。

用人单位应当对劳动者进行上岗前的职业卫生培训和在岗期间的定期职业卫生培训，普及职业卫生知识，督促劳动者遵守职业病防治法律、法规、规章和操作规程，指导劳动者正确使用职业病防护设备和个人使用的职业病防护用品。

劳动者应当学习和掌握相关的职业卫生知识，增强职业病防范意识，遵守职业病防治法律、法规、规章和操作规程，正确使用、维护职业病防护设备和个人使用的职业病防护用品，发现职业病危害事故隐患应当及时报告。

劳动者不履行前款规定义务的，用人单位应当对其进行教育。

第三十五条　对从事接触职业病危害的作业的劳动者，用人单位应当按照国务院安全生产监督管理部门、卫生行政部门的规定组织上岗前、在岗期间和离岗时的职业健康检查，并将检查结果书面告知劳动者。职业健康检查费用由用人单位承担。

用人单位不得安排未经上岗前职业健康检查的劳动者从事接触职业病危害的作业；不得安排有职业禁忌的劳动者从事其所禁忌的作业；对在职业健康检查中发现有与所从事的职业相关的健康损害的劳动者，应当调离原工作岗位，并妥善安置；对未进行离岗前职业健康检查的劳动者不得解除或者终止与其订立的劳动合同。

职业健康检查应当由取得《医疗机构执业许可证》的医疗卫生机构承担。卫生行政部门应当加强对职业健康检查工作的规范管理，具体管理办法由国务院卫生行政部门制定。

第三十六条　用人单位应当为劳动者建立职业健康监护档案，并按照规定的期限妥善保存。

职业健康监护档案应当包括劳动者的职业史、职业病危害接触史、职业健康检查结果和职业病诊疗等有关个人健康资料。

劳动者离开用人单位时，有权索取本人职业健康监护档案复印件，用人单位应当如实、无偿提供，并在所提供的复印件上签章。

第三十七条　发生或者可能发生急性职业病危害事故时，用人单位应当立即采取应急救援和控制措施，并及时报告所在地安

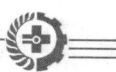

全生产监督管理部门和有关部门。安全生产监督管理部门接到报告后,应当及时会同有关部门组织调查处理;必要时,可以采取临时控制措施。卫生行政部门应当组织做好医疗救治工作。

对遭受或者可能遭受急性职业病危害的劳动者,用人单位应当及时组织救治、进行健康检查和医学观察,所需费用由用人单位承担。

第三十八条 用人单位不得安排未成年工从事接触职业病危害的作业;不得安排孕期、哺乳期的女职工从事对本人和胎儿、婴儿有危害的作业。

第三十九条 劳动者享有下列职业卫生保护权利:

(一)获得职业卫生教育、培训;

(二)获得职业健康检查、职业病诊疗、康复等职业病防治服务;

(三)了解工作场所产生或者可能产生的职业病危害因素、危害后果和应当采取的职业病防护措施;

(四)要求用人单位提供符合防治职业病要求的职业病防护设施和个人使用的职业病防护用品,改善工作条件;

(五)对违反职业病防治法律、法规以及危及生命健康的行为提出批评、检举和控告;

(六)拒绝违章指挥和强令进行没有职业病防护措施的作业;

(七)参与用人单位职业卫生工作的民主管理,对职业病防治工作提出意见和建议。

用人单位应当保障劳动者行使前款所列权利。因劳动者依法行使正当权利而降低其工资、福利等待遇或者解除、终止与其订立的劳动合同的,其行为无效。

第四十条 工会组织应当督促并协助用人单位开展职业卫生宣传教育和培训,有权对用人单位的职业病防治工作提出意见和建议，依法代表劳动者与用人单位签订劳动安全卫生专项集体合同，与用人单位就劳动者反映的有关职业病防治的问题进行协调并督促解决。

工会组织对用人单位违反职业病防治法律、法规，侵犯劳动者合法权益的行为，有权要求纠正；产生严重职业病危害时，有权要求采取防护措施，或者向政府有关部门建议采取强制性措施；发生职业病危害事故时，有权参与事故调查处理；发现危及劳动者生命健康的情形时，有权向用人单位建议组织劳动者撤离危险现场，用人单位应当立即作出处理。

第四十一条 用人单位按照职业病防治要求，用于预防和治理职业病危害、工作场所卫生检测、健康监护和职业卫生培训等费用，按照国家有关规定，在生产成本中据实列支。

第四十二条 职业卫生监督管理部门应当按照职责分工，加强对用人单位落实职业病防护管理措施情况的监督检查，依法行使职权，承担责任。

第四章　职业病诊断与职业病病人保障

第四十三条 医疗卫生机构承担职业病诊断，应当经省、自治区、直辖市人民政府卫生行政部门批准。省、自治区、直辖市人民政府卫生行政部门应当向社会公布本行政区域内承担职业病诊断的医疗卫生机构的名单。

承担职业病诊断的医疗卫生机构应当具备下列条件：

（一）持有《医疗机构执业许可证》；
（二）具有与开展职业病诊断相适应的医疗卫生技术人员；
（三）具有与开展职业病诊断相适应的仪器、设备；
（四）具有健全的职业病诊断质量管理制度。

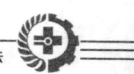

承担职业病诊断的医疗卫生机构不得拒绝劳动者进行职业病诊断的要求。

第四十四条 劳动者可以在用人单位所在地、本人户籍所在地或者经常居住地依法承担职业病诊断的医疗卫生机构进行职业病诊断。

第四十五条 职业病诊断标准和职业病诊断、鉴定办法由国务院卫生行政部门制定。职业病伤残等级的鉴定办法由国务院劳动保障行政部门会同国务院卫生行政部门制定。

第四十六条 职业病诊断,应当综合分析下列因素:

(一)病人的职业史;

(二)职业病危害接触史和工作场所职业病危害因素情况;

(三)临床表现以及辅助检查结果等。

没有证据否定职业病危害因素与病人临床表现之间的必然联系的,应当诊断为职业病。

职业病诊断证明书应当由参与诊断的取得职业病诊断资格的执业医师签署,并经承担职业病诊断的医疗卫生机构审核盖章。

第四十七条 用人单位应当如实提供职业病诊断、鉴定所需的劳动者职业史和职业病危害接触史、工作场所职业病危害因素检测结果等资料;安全生产监督管理部门应当监督检查和督促用人单位提供上述资料;劳动者和有关机构也应当提供与职业病诊断、鉴定有关的资料。

职业病诊断、鉴定机构需要了解工作场所职业病危害因素情况时,可以对工作场所进行现场调查,也可以向安全生产监督管理部门提出,安全生产监督管理部门应当在十日内组织现场调查。用人单位不得拒绝、阻挠。

第四十八条 职业病诊断、鉴定过程中,用人单位不提供工作场所职业病危害因素检测结果等资料的,诊断、鉴定机构应当结合劳动者的临床表现、辅助检查结果和劳动者的职业史、职业病危害接触史，并参考劳动者的自述、安全生产监督管理部门提供的日常监督检查信息等，作出职业病诊断、鉴定结论。

劳动者对用人单位提供的工作场所职业病危害因素检测结果等资料有异议，或者因劳动者的用人单位解散、破产，无用人单位提供上述资料的，诊断、鉴定机构应当提请安全生产监督管理部门进行调查，安全生产监督管理部门应当自接到申请之日起三十日内对存在异议的资料或者工作场所职业病危害因素情况作出判定；有关部门应当配合。

第四十九条 职业病诊断、鉴定过程中，在确认劳动者职业史、职业病危害接触史时，当事人对劳动关系、工种、工作岗位或者在岗时间有争议的，可以向当地的劳动人事争议仲裁委员会申请仲裁；接到申请的劳动人事争议仲裁委员会应当受理，并在三十日内作出裁决。

当事人在仲裁过程中对自己提出的主张，有责任提供证据。劳动者无法提供由用人单位掌握管理的与仲裁主张有关的证据的，仲裁庭应当要求用人单位在指定期限内提供；用人单位在指定期限内不提供的，应当承担不利后果。

劳动者对仲裁裁决不服的，可以依法向人民法院提起诉讼。

用人单位对仲裁裁决不服的，可以在职业病诊断、鉴定程序结束之日起十五日内依法向人民法院提起诉讼；诉讼期间，劳动者的治疗费用按照职业病待遇规定的途径支付。

第五十条 用人单位和医疗卫生机构发现职业病病人或者疑似职业病病人时，应当及时向所在地卫生行政部门和安全生产监督管理部门报告。确诊为职业病的，用人单位还应当向所在地劳动保障行政部门报告。接到报告的部门应当依法作出处理。

第五十一条 县级以上地方人民政府卫生行政部门负责本行政区域内的职业病统计报告的管理工作，并按照规定上报。

第五十二条 当事人对职业病诊断有异议的，可以向作出诊断的医疗卫生机构所在地地方人民政府卫生行政部门申请鉴定。

职业病诊断争议由设区的市级以上地方人民政府卫生行政部门根据当事人的申请,组织职业病诊断鉴定委员会进行鉴定。

当事人对设区的市级职业病诊断鉴定委员会的鉴定结论不服的,可以向省、自治区、直辖市人民政府卫生行政部门申请再鉴定。

第五十三条 职业病诊断鉴定委员会由相关专业的专家组成。

省、自治区、直辖市人民政府卫生行政部门应当设立相关的专家库,需要对职业病争议作出诊断鉴定时,由当事人或者当事人委托有关卫生行政部门从专家库中以随机抽取的方式确定参加诊断鉴定委员会的专家。

职业病诊断鉴定委员会应当按照国务院卫生行政部门颁布的职业病诊断标准和职业病诊断、鉴定办法进行职业病诊断鉴定,向当事人出具职业病诊断鉴定书。职业病诊断、鉴定费用由用人单位承担。

第五十四条 职业病诊断鉴定委员会组成人员应当遵守职业道德,客观、公正地进行诊断鉴定,并承担相应的责任。职业病诊断鉴定委员会组成人员不得私下接触当事人,不得收受当事人的财物或者其他好处,与当事人有利害关系的,应当回避。

人民法院受理有关案件需要进行职业病鉴定时,应当从省、自治区、直辖市人民政府卫生行政部门依法设立的相关的专家库中选取参加鉴定的专家。

第五十五条 医疗卫生机构发现疑似职业病病人时,应当告知劳动者本人并及时通知用人单位。

用人单位应当及时安排对疑似职业病病人进行诊断;在疑似职业病病人诊断或者医学观察期间,不得解除或者终止与其订立的劳动合同。

疑似职业病病人在诊断、医学观察期间的费用，由用人单位承担。

第五十六条　用人单位应当保障职业病病人依法享受国家规定的职业病待遇。

用人单位应当按照国家有关规定，安排职业病病人进行治疗、康复和定期检查。

用人单位对不适宜继续从事原工作的职业病病人，应当调离原岗位，并妥善安置。

用人单位对从事接触职业病危害的作业的劳动者，应当给予适当岗位津贴。

第五十七条　职业病病人的诊疗、康复费用，伤残以及丧失劳动能力的职业病病人的社会保障，按照国家有关工伤保险的规定执行。

第五十八条　职业病病人除依法享有工伤保险外，依照有关民事法律，尚有获得赔偿的权利的，有权向用人单位提出赔偿要求。

第五十九条　劳动者被诊断患有职业病，但用人单位没有依法参加工伤保险的，其医疗和生活保障由该用人单位承担。

第六十条　职业病病人变动工作单位，其依法享有的待遇不变。

用人单位在发生分立、合并、解散、破产等情形时，应当对从事接触职业病危害的作业的劳动者进行健康检查，并按照国家有关规定妥善安置职业病病人。

第六十一条　用人单位已经不存在或者无法确认劳动关系的职业病病人，可以向地方人民政府民政部门申请医疗救助和生活等方面的救助。

地方各级人民政府应当根据本地区的实际情况，采取其他措施，使前款规定的职业病病人获得医疗救治。

第五章 监督检查

第六十二条 县级以上人民政府职业卫生监督管理部门依照职业病防治法律、法规、国家职业卫生标准和卫生要求，依据职责划分，对职业病防治工作进行监督检查。

第六十三条 安全生产监督管理部门履行监督检查职责时，有权采取下列措施：

（一）进入被检查单位和职业病危害现场，了解情况，调查取证；

（二）查阅或者复制与违反职业病防治法律、法规的行为有关的资料和采集样品；

（三）责令违反职业病防治法律、法规的单位和个人停止违法行为。

第六十四条 发生职业病危害事故或者有证据证明危害状态可能导致职业病危害事故发生时，安全生产监督管理部门可以采取下列临时控制措施：

（一）责令暂停导致职业病危害事故的作业；

（二）封存造成职业病危害事故或者可能导致职业病危害事故发生的材料和设备；

（三）组织控制职业病危害事故现场。

在职业病危害事故或者危害状态得到有效控制后，安全生产监督管理部门应当及时解除控制措施。

第六十五条 职业卫生监督执法人员依法执行职务时，应当出示监督执法证件。

职业卫生监督执法人员应当忠于职守，秉公执法，严格遵守执法规范；涉及用人单位的秘密的，应当为其保密。

第六十六条 职业卫生监督执法人员依法执行职务时，被检查单位应当接受检查并予以支持配合，不得拒绝和阻碍。

第六十七条 卫生行政部门、安全生产监督管理部门及其职业卫生监督执法人员履行职责时，不得有下列行为：

（一）对不符合法定条件的，发给建设项目有关证明文件、资质证明文件或者予以批准；

（二）对已经取得有关证明文件的，不履行监督检查职责；

（三）发现用人单位存在职业病危害的，可能造成职业病危害事故，不及时依法采取控制措施；

（四）其他违反本法的行为。

第六十八条 职业卫生监督执法人员应当依法经过资格认定。

职业卫生监督管理部门应当加强队伍建设，提高职业卫生监督执法人员的政治、业务素质，依照本法和其他有关法律、法规的规定，建立、健全内部监督制度，对其工作人员执行法律、法规和遵守纪律的情况，进行监督检查。

第六章 法律责任

第六十九条 建设单位违反本法规定，有下列行为之一的，由安全生产监督管理部门和卫生行政部门依据职责分工给予警告，责令限期改正；逾期不改正的，处十万元以上五十万元以下的罚款；情节严重的，责令停止产生职业病危害的作业，或者提请有关人民政府按照国务院规定的权限责令停建、关闭：

（一）未按照规定进行职业病危害预评价的；

（二）医疗机构可能产生放射性职业病危害的建设项目未按照规定提交放射性职业病危害预评价报告，或者放射性职业病危

害预评价报告未经卫生行政部门审核同意,开工建设的;

(三)建设项目的职业病防护设施未按照规定与主体工程同时设计、同时施工、同时投入生产和使用的;

(四)建设项目的职业病防护设施设计不符合国家职业卫生标准和卫生要求,或者医疗机构放射性职业病危害严重的建设项目的防护设施设计未经卫生行政部门审查同意擅自施工的;

(五)未按照规定对职业病防护设施进行职业病危害控制效果评价的;

(六)建设项目竣工投入生产和使用前,职业病防护设施未按照规定验收合格的。

第七十条 违反本法规定,有下列行为之一的,由安全生产监督管理部门给予警告,责令限期改正;逾期不改正的,处十万元以下的罚款:

(一)工作场所职业病危害因素检测、评价结果没有存档、上报、公布的;

(二)未采取本法第二十条规定的职业病防治管理措施的;

(三)未按照规定公布有关职业病防治的规章制度、操作规程、职业病危害事故应急救援措施的;

(四)未按照规定组织劳动者进行职业卫生培训,或者未对劳动者个人职业病防护采取指导、督促措施的;

(五)国内首次使用或者首次进口与职业病危害有关的化学材料,未按照规定报送毒性鉴定资料以及经有关部门登记注册或者批准进口的文件的。

第七十一条 用人单位违反本法规定,有下列行为之一的,由安全生产监督管理部门责令限期改正,给予警告,可以并处五万元以上十万元以下的罚款:

(一)未按照规定及时、如实向安全生产监督管理部门申报产生职业病危害的项目的;

（二）未实施由专人负责的职业病危害因素日常监测，或者监测系统不能正常监测的；

（三）订立或者变更劳动合同时，未告知劳动者职业病危害真实情况的；

（四）未按照规定组织职业健康检查、建立职业健康监护档案或者未将检查结果书面告知劳动者的；

（五）未依照本法规定在劳动者离开用人单位时提供职业健康监护档案复印件的。

第七十二条 用人单位违反本法规定，有下列行为之一的，由安全生产监督管理部门给予警告，责令限期改正，逾期不改正的，处五万元以上二十万元以下的罚款；情节严重的，责令停止产生职业病危害的作业，或者提请有关人民政府按照国务院规定的权限责令关闭：

（一）工作场所职业病危害因素的强度或者浓度超过国家职业卫生标准的；

（二）未提供职业病防护设施和个人使用的职业病防护用品，或者提供的职业病防护设施和个人使用的职业病防护用品不符合国家职业卫生标准和卫生要求的；

（三）对职业病防护设备、应急救援设施和个人使用的职业病防护用品未按照规定进行维护、检修、检测，或者不能保持正常运行、使用状态的；

（四）未按照规定对工作场所职业病危害因素进行检测、评价的；

（五）工作场所职业病危害因素经治理仍然达不到国家职业卫生标准和卫生要求时，未停止存在职业病危害因素的作业的；

（六）未按照规定安排职业病病人、疑似职业病病人进行诊治的；

（七）发生或者可能发生急性职业病危害事故时，未立即采

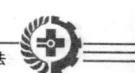

取应急救援和控制措施或者未按照规定及时报告的;

（八）未按照规定在产生严重职业病危害的作业岗位醒目位置设置警示标识和中文警示说明的;

（九）拒绝职业卫生监督管理部门监督检查的;

（十）隐瞒、伪造、篡改、毁损职业健康监护档案、工作场所职业病危害因素检测评价结果等相关资料，或者拒不提供职业病诊断、鉴定所需资料的;

（十一）未按照规定承担职业病诊断、鉴定费用和职业病病人的医疗、生活保障费用的。

第七十三条 向用人单位提供可能产生职业病危害的设备、材料，未按照规定提供中文说明书或者设置警示标识和中文警示说明的，由安全生产监督管理部门责令限期改正，给予警告，并处五万元以上二十万元以下的罚款。

第七十四条 用人单位和医疗卫生机构未按照规定报告职业病、疑似职业病的，由有关主管部门依据职责分工责令限期改正，给予警告，可以并处一万元以下的罚款;弄虚作假的，并处二万元以上五万元以下的罚款;对直接负责的主管人员和其他直接责任人员，可以依法给予降级或者撤职的处分。

第七十五条 违反本法规定，有下列情形之一的，由安全生产监督管理部门责令限期治理，并处五万元以上三十万元以下的罚款;情节严重的，责令停止产生职业病危害的作业，或者提请有关人民政府按照国务院规定的权限责令关闭:

（一）隐瞒技术、工艺、设备、材料所产生的职业病危害而采用的;

（二）隐瞒本单位职业卫生真实情况的;

（三）可能发生急性职业损伤的有毒、有害工作场所、放射工作场所或者放射性同位素的运输、贮存不符合本法第二十五条规定的;

（四）使用国家明令禁止使用的可能产生职业病危害的设备或者材料的；

（五）将产生职业病危害的作业转移给没有职业病防护条件的单位和个人，或者没有职业病防护条件的单位和个人接受产生职业病危害的作业的；

（六）擅自拆除、停止使用职业病防护设备或者应急救援设施的；

（七）安排未经职业健康检查的劳动者、有职业禁忌的劳动者、未成年工或者孕期、哺乳期女职工从事接触职业病危害的作业或者禁忌作业的；

（八）违章指挥和强令劳动者进行没有职业病防护措施的作业的。

第七十六条 生产、经营或者进口国家明令禁止使用的可能产生职业病危害的设备或者材料的，依照有关法律、行政法规的规定给予处罚。

第七十七条 用人单位违反本法规定，已经对劳动者生命健康造成严重损害的，由安全生产监督管理部门责令停止产生职业病危害的作业，或者提请有关人民政府按照国务院规定的权限责令关闭，并处十万元以上五十万元以下的罚款。

第七十八条 用人单位违反本法规定，造成重大职业病危害事故或者其他严重后果，构成犯罪的，对直接负责的主管人员和其他直接责任人员，依法追究刑事责任。

第七十九条 未取得职业卫生技术服务资质认可擅自从事职业卫生技术服务的，或者医疗卫生机构未经批准擅自从事职业病诊断的，由安全生产监督管理部门和卫生行政部门依据职责分工责令立即停止违法行为，没收违法所得；违法所得五千元以上的，并处违法所得二倍以上十倍以下的罚款；没有违法所得或者违法所得不足五千元的，并处五千元以上五万元以下的罚款；情节严重的,对直接负责的主管人员和其他直接责任人员,依法给予降级、撤职或者开除的处分。

第八十条 从事职业卫生技术服务的机构和承担职业病诊断的医疗卫生机构违反本法规定,有下列行为之一的,由安全生产监督管理部门和卫生行政部门依据职责分工责令立即停止违法行为,给予警告,没收违法所得;违法所得五千元以上的,并处违法所得二倍以上五倍以下的罚款;没有违法所得或者违法所得不足五千元的,并处五千元以上二万元以下的罚款;情节严重的,由原认可或者批准机关取消其相应的资格;对直接负责的主管人员和其他直接责任人员,依法给予降级、撤职或者开除的处分;构成犯罪的,依法追究刑事责任:

(一)超出资质认可或者批准范围从事职业卫生技术服务或者职业病诊断的;

(二)不按照本法规定履行法定职责的;

(三)出具虚假证明文件的。

第八十一条 职业病诊断鉴定委员会组成人员收受职业病诊断争议当事人的财物或者其他好处的,给予警告,没收收受的财物,可以并处三千元以上五万元以下的罚款,取消其担任职业病诊断鉴定委员会组成人员的资格,并从省、自治区、直辖市人民政府卫生行政部门设立的专家库中予以除名。

第八十二条 卫生行政部门、安全生产监督管理部门不按照规定报告职业病和职业病危害事故的,由上一级行政部门责令改正,通报批评,给予警告;虚报、瞒报的,对单位负责人、直接负责的主管人员和其他直接责任人员依法给予降级、撤职或者开除的处分。

第八十三条 县级以上地方人民政府在职业病防治工作中未依照本法履行职责,本行政区域出现重大职业病危害事故、造成严重社会影响的,依法对直接负责的主管人员和其他直接责任人员给予记大过直至开除的处分。

县级以上人民政府职业卫生监督管理部门不履行本法规定的职责，滥用职权、玩忽职守、徇私舞弊，依法对直接负责的主管人员和其他直接责任人员给予记大过或者降级的处分；造成职业病危害事故或者其他严重后果的，依法给予撤职或者开除的处分。

第八十四条　违反本法规定，构成犯罪的，依法追究刑事责任。

第七章　附　　则

第八十五条　本法下列用语的含义：

职业病危害，是指对从事职业活动的劳动者可能导致职业病的各种危害。职业病危害因素包括：职业活动中存在的各种有害的化学、物理、生物因素以及在作业过程中产生的其他职业有害因素。

职业禁忌，是指劳动者从事特定职业或者接触特定职业病危害因素时，比一般职业人群更易于遭受职业病危害和罹患职业病或者可能导致原有自身疾病病情加重，或者在从事作业过程中诱发可能导致对他人生命健康构成危险的疾病的个人特殊生理或者病理状态。

第八十六条　本法第二条规定的用人单位以外的单位，产生职业病危害的，其职业病防治活动可以参照本法执行。

劳务派遣用工单位应当履行本法规定的用人单位的义务。

中国人民解放军参照执行本法的办法，由国务院、中央军事委员会制定。

第八十七条　对医疗机构放射性职业病危害控制的监督管理，由卫生行政部门依照本法的规定实施。

第八十八条　本法自 2016 年 7 月 2 日起施行。